AF495035

NOUVEAU SYSTÊME

DES

EAUX CHAUDES

DE PLOMBIERE

EN LORRAINE,

ET

De l'Eau froide, dite Savonneuſe, & de celle dite de Sainte Catherine.

De leurs effets, & à quelles maladies elles conviennent, ou non.

De la maniere de s'en ſervir, & des abus, qui ſe commettent dans leur uſage.

On y reconnoît la nature de ces eaux, le principe de leur chaleur, & ce qu'elles contiennent.

Par CAMILLE RICHARDOT, Medecin Ordinaire de SON ALTESSE ROYALE, reſident à Nancy.

Noli prohibere bene facere eum, qui poteſt ; ſi vales, & ipſe benefac. Proverbior. cap. 30.

A NANCY,

Chez L'AUTEUR, ruë Saint Nicolas.

Avec Approbations & Permiſſion.

A

SON ALTESSE ROYALE

MONSEIGNEUR

LE PRINCE

LEOPOLD·CLEMENT

HEREDITAIRE

DE LORRAINE.

ONSEIGNEUR,

Entre les avantages naturels, dont
la Providence a comblé la Lorraine,
celui des Eaux chaudes de Plombiere

ne tient pas un rang mediocre, puisqu'-
elles servent si utilement à conserver,
ou à rétablir la santé, non seulement
des Peuples soûmis à cette Couronne,
mais même des Etrangers, qui y accou-
rent de tous les autres Païs. Elles au-
roient bien mérité, que quelques habi-
les Medecins se fussent occupez à en
rendre publics les effets merveilleux,
& à raisonner sur les causes, qui les
produisent. Mais comme personne jus-
qu'ici ne s'est mis en devoir de le faire
avec l'exactitude, que le sujet méri-
toit, j'ai crû, que vingt-cinq années
de fréquentation que j'ai eu de Plom-
biere, & une application plus particu-
liere, à laquelle m'a obligé l'honneur

que SON ALTESSE ROYALE votre
Auguste Pere m'a fait en 1701, de me
charger de la direction de ces Eaux, en
m'accordant la grace de me qualifier son
Medecin, m'obligeoient à ne point ren-
fermer dans mon Cabinet seul, les connoissances, que j'en ai pris. J'ose les
presenter à VOTRE ALTESSE
ROYALE, sous la protection de laquelle j'espere, qu'elles auront plus de
poids dans l'esprit du Public. Je serai
trop heureux, si Elle n'en desapprouve
pas l'entreprise. La bonté, qui est une
des qualitez ordinaires à tous les Princes de votre auguste Sang, & que
VOTRE ALTESSE ROYALE
fait paroître avec tant de distinction,

ã iij

affermit ma timidité, & semble m'af-
furer, qu'Elle ne dédaignera point
d'honorer ce petit Ouvrage de son augufte Nom. C'eft un coup d'effai, que je
prefente, pour exciter quelques plus
habiles, & plus experimentez, à
mieux faire, & à donner un ouvrage
plus capable de contenter la penetration, & la folidité d'efprit, que VO-
TRE ALTESSE ROYALE fait
paroître dans ses plus tendres années,
& qui répond fi admirablement aux
grandes efperances, que SON ALTESSE
ROYALE notre augufte Souverain en
a conçu. Il vient de les manifefter glo-
rieufement, dans la folemnité de la
Déclaration de votre Majorité.* Cette

*le 25
Avril
1721.

Ceremonie, MONSEIGNEUR,
n'étoit point neceſſaire, pour faire connoître à ſes Peuples, qu'il Vous eſtime
capable dés à preſent de les gouverner:
elle ſervira principalement pour dé-
montrer aux Etrangers cet aſſemblage
des principales vertus chrétiennes, *&*
morales, dont VOTRE ALTESSE
ROYALE eſt comblée, *&* qui le rendent un Prince accompli.   Les Lor-
rains, qui ont tous le bonheur de les re-
connoître par eux-mêmes, n'avoient
beſoin d'aucune demonſtration exte-
rieure, pour en être penêtrez ; il falloit
ſeulement, que la Renommée les pu-
bliât aux Etrangers, leſquels ſans
doute envieront l'avantage, que nous

possedons. Il ne m'appartient point, MONSEIGNEUR, d'en entreprendre l'éloge; je me renferme à remercier le Ciel des graces, qu'il a fait à cette Province, de donner à ses augustes Souverains un Fils veritablement digne de remplir les vœux des Parens les plus tendres, & je prens la liberté de me dire avec le plus profond respect,

MONSEIGNEUR,

DE VOTRE ALTESSE ROYALE,

Le tres humble & tres obeïssant
serviteur, C. RICHARDOT.

PREFACE.

Es phénomenes, que la Nature presente, sont pour l'ordinaire si cachez dans leurs principes, que les hommes se contentent d'en recevoir l'utilité, sans se soucier d'en penetrer l'origine, ni la maniere, dont ils leur sont offerts; appuïez qu'ils sont sur des idées, & des mots, qui n'ont aucun merite, que celui d'être anciens.

Le cours, & les proprietez des Eaux chaudes de Plombiere en sont une preuve; & les Cures frequentes, & desesperées, qui s'y sont faites, & qui ont porté la réputation de ces Eaux dans la plus grande partie de l'Europe, pour y attirer journellement un nombre incroïable de malades, n'ont cependant pû porter les plus fameux Medecins, qui en ont été témoins, à donner leurs sentimens au Pu-

blic sur les causes antecedentes de ces effets miraculeux.

La crainte d'une critique ordinaire, qui orgueilleuse qu'elle est, veut demeurer oisive, devroit me retenir plûtôt qu'eux, à exposer les miens; si l'utilité de ces malades, qui y accourent de toute part, l'interêt de ces Eaux, & la reconnoissance, que je dois à la grace, que Son Altesse Royale m'a fait de m'honorer de leur direction, ne m'y engageoient au peril d'une censure, qui peut être plus judicieuse, & plus utile, que mes pensées, à laquelle je les soumets volontiers.

L'écoulement de ces Eaux si abondantes, s'est rendu sensible entre deux montagnes de Lorraine, qui confinent le Comté de Bourgogne à la distance d'environ seize lieuës de Nancy, de Besançon, de Langres, & de Basle en Suisse: de cinq d'Epinal, de deux de Remiremont, & de trois de Luxeul.

Les sources en jettent en autant de differens endroits, qu'on peut s'imaginer de degrez de chaleur, dés la plus tiéde eau, jusqu'à la bouillante, de laquelle on use

pour plumer la volaille, & pêler les extrêmitez des animaux : ce qui a pû faire appeller autrefois ce lieu (Plumiere) qui se
nomme aujourd'hui Plombiere.

La distribution de ces Eaux est si bien
ménagée, qu'outre celles, qui servent aux
usages ordinaires des habitans, les autres
se réduisent dans trois differens bassins,
ou bains, dans deux étuves, ou bains de
vapeurs, & dans deux sources destinées
pour en boire plus commodément, &
pour suffire au nombre extraordinaire de
bûveurs, qui s'y rencontrent en chaque
saison.

Dans le même intervale de montagne, & à côté des écoulemens de ces Eaux
chaudes, même sous les maisons, qui forment avec la ruë le contour du plus
grand des bains, il y coule une riviere
d'eau froide, qui est pavée à côté, & au
fond, de grosses pierres de taille cimentées
dés le haut jusqu'au bas du Bourg, qu'on
ne doute pas être un ouvrage des Romains, au delà de laquelle, & sur le revers d'une des montagnes, sont les sources
des Eaux froides, dites Savonneuses.

Outre ces Eaux salutaires , le lieu ne
joüit pas moins d'une quantité de sources
d'eau froide , puisqu'il y a trois fontaines
tres bien réparées , tres fraîches , & tres a-
bondantes dans les rües , pour l'usage
commun des habitans , & que plusieurs
en ont des particulieres dans leurs maisons.

La structure de ces bains sera observée
en son lieu , avec la commodité , qui revient aux malades , de plus de cinquante
belles maisons avec des balcons de pierres
ouvragées , la plupart bien meublées , &
habitées par des personnes , qui contri-
buent de tout leur pouvoir à la satisfaction
des baigneurs , qui y trouvent des auberges
à tous prix , & des gens , qui y parlent differentes langues.

Le necessaire à la vie y est toujours en
abondance ; les approches du lieu sont assez aisées ; la sûreté des personnes , même
pendant les Guerres , y a parû. Le pain
pétri de ces eaux chaudes , y est tres excellent , & tres leger. Il y a du vin de toute
sorte , & du meilleur ; & le grand nombre
de personnes de condition , & de mérite ,

qui y cherchent en toutes saisons dans la
necessité, mais principalement en celle
du printems, & d'automne, leur santé,
en augmente l'agrément, & y fait le plaisir de la vie.

Je ne sçai, si l'ordre, que j'ai observé
dans mon dessein, plaira ; mais j'ai jugé à
propos de chercher avant toute chose
dans le premier Chapitre, quelle peut être
la nature, & la difference de l'Eau en general. Dans le second, de la maniere,
dont les fontaines sont produites. Dans le
troisiéme, la cause de la chaleur des eaux,
& si elle leur est naturelle. Dans le quatriéme, ce que les eaux chaudes contiennent en general, & si elles doivent être
proprement appellées, minerales, sulfureuses, bitumineuses, nitreuses, &c. Dans
le cinquiéme, ce qui est contenu particuliérement dans les Eaux chaudes de Plombiere. Dans le sixiéme, leurs effets, & à
quelles maladies elles sont propres. Dans
le septiéme, à quelles maladies elles ne
conviennent pas. Dans le huitiéme, je
parle des Bains de Plombiere, & de leur
usage. Dans le neuviéme, de celui des E-

tuves. Dans le dixiéme, de celui de la Douche, & des Ventoufes. Dans l'onziéme, des accidens, qui peuvent furvenir dans leur ufage. Dans le douziéme, de la maniere de s'en fervir. Dans le treiziéme, du régime de vivre, qu'on y doit obferv. Dans le quatorziéme, de la nature, & de la proprieté de l'Eau favonneufe, & de celle de fainte Catherine. Dans le quinziéme, & dernier, des abus, qui fe commettent dans l'ufage de ces eaux.

Cet ouvrage laiffera peut-être des doutes au Lecteur, qui pourront lui donner d'abord mauvaifes opinions de mes penfées. Je lui demande de ne les pas condamner par prévention, & fans avoir examiné les principes, & les raifons, que j'y ai établi : aprés cela s'il ne les peut approuver, & qu'il en propofe des meilleures, je ferai le premier à condamner les miennes, & j'emploierai les excufes, que la foibleffe de l'efprit humain, & la difficulté, qu'il y a de penétrer dans les fecrets de la Nature, fourniffent à ceux, qui en font la recherche.

APPROBATIONS

De Messieurs les Premiers Medecins de Leurs Altesses Royales.

NOus approuvons, & louons Monsieur Richardot Medecin ordinaire de S. A. R. d'avoir renouvellé le merite des Eaux minerales de Plombiere, & d'en avoir traité en meilleur physicien que les Autheurs, qui l'ont precedé. A Lunéville le 24 Janvier 1722. *Signé*, BAGARD, Conseiller Premier Medecin de S. A. R.

JE soussigné Conseiller & Premier Medecin de Son Altesse Royale, certifie avoir lû tres attentivement, & avec toute la satisfaction possible, la dissertation, que Monsieur Richardot, Conseiller Medecin ordinaire de Son Altesse Royale, a fait sur la nature, qualité, & usage des Eaux minerales de Plombiere. On y voit une érudition parfaite tant dans sa physique que dans ses observations, & usage d'icelles. C'est pourquoi je la trouve tres digne d'être mise au jour, & j'estime qu'elle sera tres utile au Public. A Nancy le 12 Avril 1721. *Signé*, LOUVIOT.

NOus Doyen, & Profeſſeurs de la Faculté de Medecine dans l'Univerſité de Pont à Mouſſon, certifions avoir lû un petit Traité, intitulé: *Nouveau Syſtème des eaux chaudes de Plombiere en Lorraine*, & preſenté à Son Alteſſe Royale, par Monſieur Camille Richardot, Medecin ordinaire de Son Alteſſe Royale, réſident à Nancy, dont le commencement renferme une Phyſique des plus fines, & d'un ſtyle des plus fleuris, & tirée des meilleurs Autheurs modernes; le reſte contient les obſervations faites ſur l'effet ſalutaire des Eaux de Plombiere, & la maniere de les prendre methodiquement : ce que nous croïons être utile au Public. Fait au Pont à Mouſſon ce dixiéme Janvier mil ſept cent vingt-deux. *Signé*, PACQUOTTE, Doyen, & GRANDCLAS Conſeiller Medecin ordinaire de S. A. R. & Profeſſeur.

NOUVEAU

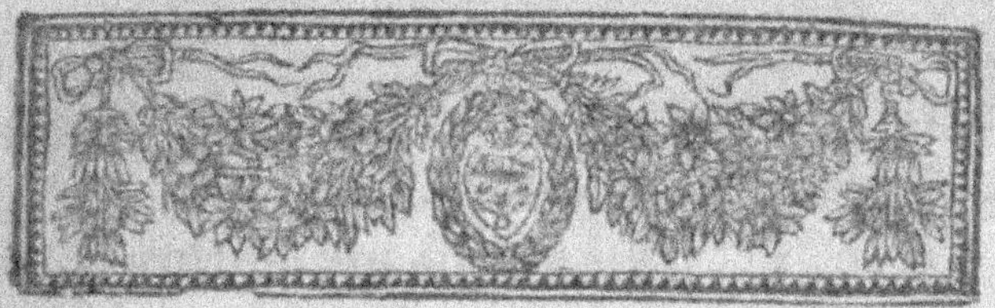

NOUVEAU SYSTEME
DES EAUX
DE
PLOMBIERE.

CHAPITRE PREMIER.

De la nature de l'Eau en general, & de sa difference.

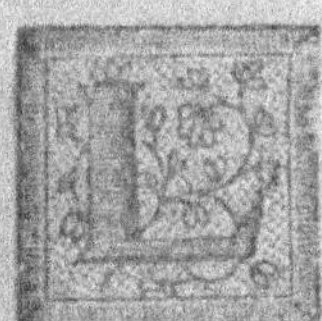

Es Anciens Philosophes, fondez sur la nécessité & la prérogative de l'Eau, l'ont nommée un de leurs quatre Elemens, froide & humide. Ils ne se sont pas donné la peine d'en expliquer mieux la nature & la difference ; si ce n'est qu'ils ont dit, qu'elle concouroit à la generation de toutes choses. Thalés même a soutenu, qu'el-

A

le en étoit le principe ; & son opinion a
été renouvellée par Robert Flud, qui en a
écrit plusieurs volumes.

Le respect, qui est dû aux sentimens de
si grands Hommes, ne doit pas tenir lieu
de loix, ni nous borner à leurs pensées,
en s'éloignant de l'utilité publique, qu'on
se propose par l'explication particuliere,
qu'on va présenter de la nature & des proprietez des Eaux chaudes de Plombiere :
à moins qu'on ne veuille, que les esprits
d'aujourd'hui ne puissent penser que par
emprunt, & que ce soit un crime de s'é-
carter le moins du monde des Anciens.

Et sans me commettre au delà de ce
que la sphere des connoissances de la Mé-
decine permet, je crois, sans vouloir me
singulariser, pouvoir porter mes idées aussi
loin, que les sens peuvent s'étendre sur la
matiere qui les touche, sans cependant se
fier à eux plus que la raison ne voudra.

On ne sçauroit en premier lieu, douter,
que l'Eau ne soit un corps, comme sont
tous les autres corps, & que de même
qu'eux, l'Eau ne soit composée de differentes parties de cette matiere, qui leur

est commune, mais de figures differentes, & differemment muës l'une contre l'autre.

Cela est visible par la quantité des Eaux froides & chaudes, qui se rencontrent dans l'Univers. Car il y en a qui sont douces, d'autres qui sont aigres ; certaines sont salées, d'autres vineuses ; on en voit de claires, & de troubles ; quelques-unes faciles à se corrompre, d'autres incorruptibles, comme en Espagne. On assure celles du fleuve du Gange plus legeres, que toute autre, d'une once par pinte ; ce qui fait que le Grand Mogol en fait sa boisson ordinaire.

L'usage a fait connoître, qu'il y en a de salutaires, d'autres pernicieuses, quoi que voisines. On dit s'en trouver, qui ont des effets specifiques, & extraordinaires, sur lesquelles les Historiens semblent être fabuleux.

Cette division generale étant établie, & faisant abstraction de la fluidité de l'Eau, qui lui est commune avec les corps fusibles, & avec le feu & l'air, peut-on se flater de prouver évidemment, comme il faudroit que fissent les prétendus connoisseurs des Eaux de Plombiere , qu'il n'y a aucune Eau dans l'Univers, qui de sa nature ne soit primordialement froide ; & que d'être froide , ce soit sa qualité essentielle : pendant que toutes ses autres autres qualitez , particuliérement d'être chaude , ne lui soient qu'accidentelles ; & que sous ce nom d'Eau froide , on doive l'appeller tres simple , & élementaire, telle qu'on pourroit s'imaginer l'eau , qu'on place au dessous du Ciel empirée ?

L'usage de l'Eau fait voir , que la froide devient chaude , & qu'ainsi on la dépouille de sa prétenduë qualité essentielle , en lui substituant & appliquant un agent, qui mette les parties dont elle est composée, dans un mouvement different de celui qu'elle avoit étant froide ; & qu'elle revient dans le même état , ou du moins de tiédeur , en éloignant la cause, qui produisoit sa chaleur.

Et si l'action de cet agent est assez forte pour dissiper , & changer en air toutes les parties du volume d'eau, sur lequel il agit ; il y reste toujours quelques-unes des parties plus crasseuses , qui ressemblent à la terre.

Cette tranſmutation d'Eau froide en chaude, dont nous faiſons uſage, laiſſe la liberté de croire, que la nature de l'Eau étant ſeparable de l'une ou de l'autre de ces qualitez, elle peut indifferemment en recevoir une, & non l'autre, à ſa formation dans les entrailles de la terre.

De plus, ce changement d'eau en air & en terre, peut perſuader, que l'Eau peut être formée des mêmes parties, auſquelles elle ſe réſout.

Cela étant avoué, on doit chercher la cauſe, qui peut reünir & raſſembler ces mêmes parties, ou de pareilles, qui ſont devenuës air, ou terre; & comment elles ſont occaſionnées de reprendre la nature d'eau, ſans pour cela que le Monde des Eaux ſoit plus ou moins grand à préſent, que lors de la Création.

Cette révolution nous eſt ſenſible : car ſans aller juſqu'à la main du Créateur, qui a fait toutes choſes de la maniere qu'il a voulu, & dans l'ordre admirable que nous y voyons ; on s'apperçoit tous les jours; que les menuës parties de matiere, qui ſont élevées par l'activité du Soleil, ou par le mouvement commun & ordinaire à tous les corps, juſqu'à une certaine diſtance d'élevation, ſe réüniſſant par l'oppoſition, & la rencontre d'autres parties, acquierent par ce moyen la nature d'eau, qui n'eſt que pluie en l'air, & produiſent des rivieres ſur la ſurface de la terre.

Il ſuit évidemment de là, que les parties de l'air, ne ſont pas tout à fait pareilles à celles de l'eau, tant qu'elles ne ſont pas jointes ou reünies pluſieurs enſemble, & que lors qu'elles ſe reüniſſent à la faveur de leurs figures, qui ſe ſont trouvées les mêmes dans pluſieurs parties, elles s'attroupent ; & parce qu'elles ſont un peu plus longues, & flexibles, quand il y a deux ou trois parties de l'air, & plus, qui ſont de figure ronde, raccrochées & reſerrées enſemble ; cela eſt cauſe, que ces parties longuettes de l'eau ſe renverſent aiſément l'une ſur l'autre, en ſuivant, & obeïſſant au mouvement des parties de l'air, qui rempliſſent leur intervalle avec quelque matiere ſubtile.

L'Eau étant ainſi formée, eſt néceſſairement fluide, & facile à être évaporée, comme nous la voïons.

Nous avons un exemple de la cause de cette fluidité de l'eau dans le feu, qui à mesure qu'il détache les parties l'une de l'autre du corps qu'il consume, la rapidité, ou mouvement tres violent de la matiere la plus fine & la plus subtile qui le compose, emporte les parties du bois, en les pirouëttant jusqu'à les réduire en air, à moins que son activité ne soit incessamment diminuée par la rencontre d'autre corps, ou d'un air, qu'elle ne peut vaincre.

La nature de l'Eau étant ainsi établie, on ne doit chercher autre raison de sa difference, que celle qui se trouve dans le mouvement different, que reçoivent ses parties longues & flexibles, par cette matiere, que je crois tres fine, & tres agitée, comme je m'expliquerai dans la suite, & qui dans le cours & la fluidité qu'elle cause à l'eau, entraîne avec elle certaines autres parties de matiere, qui s'entrelassent encore dans leur intervalle, pour ne faire qu'un corps d'eau, sujet encore par cet endroit à autant d'alterations qu'il s'y trouve de ces parties de differentes especes & figures.

A iiij

CHAPITRE II.

De la maniere dont les Fontaines ſont produites.

FAire circuler toutes les eaux des Fleuves ſur la Mappemonde, & les faire rentrer dans les Mers, pour y occuper les lieux, dont elles ſont ſorties, c'eſt la penſée de Salomon: mais elle ne ſuffit pas, pour montrer l'origine de pluſieurs fontaines, qui jailliſſent en certains endroits, où leurs eaux ne pourroient être que tres difficilement tranſmiſes par cette ſeule circulation.

Platon a ſuppoſé, que les concavitez de la terre ſervoient de cîternes aux eaux qui tombent du Ciel ſur la ſurface de la Terre, & qui étant interieurement ramaſſées, produiſoient les fontaines.

Cela eſt ſenſible à l'égard de certaines fontaines, qui coulent pendant quelque temps, & inégalement, particuliérement dans les Pays où les pluies ſont abondantes.

Seneque veut, que les Fontaines ſoient

auffi anciennes que le Monde, & qu'elles ayent reçu leur détermination, leur cours, & leur exiftence, comme les autres êtres.

Cela ne paroîtroit pas tout à fait à rejetter, s'il donnoit la raifon de la perpétuité & de l'égalité de certaines fontaines; je veux dire, s'il difoit ce qui leur eft permanemment fubftitué dans leurs fources, pour fervir à leur cours, & de quelle maniere il y eft introduit.

Ariftote, ce génie fi refpecté, établit la fource des fontaines dans la réfolution, qui fe fait comme dans un alembic naturel, des vapeurs d'un air épaiffi dans les cavernes de la terre, qu'il fuppofe affez fpacieufes pour contenir une quantité de vapeurs, qui étant refferrées, prennent, comme je l'ai dit, la nature d'eau, & produifent les fources des fontaines, qui coulent long-temps, & également, fuivant que d'autres vapeurs y font introduites, & fuivant que les finus de la terre fe trouvent plus ou moins grands, droits, obliques, ou élevez, pour favorifer leur fortie, qui eft aidée par un air continuel, qui fe preffe d'y entrer, & qui oblige l'eau, qui

y eſt formée , à ſortir plus ou moins a-
bondamment , ſuivant la ſituation de
leur écoulement.

On pourroit ſe perſuader aiſément, qu'il
y a quelques petites veines d'eau en certains endroits de la terre , qui entretien-
droient aucunes Fontaines par ce moïen.
Mais qui pourroit comprendre , qu'une
telle tranſmutation de vapeurs d'air en
eaux dans les cavernes de la terre , ſuffi-
roit à un ſi grand nombre de fontaines
& de rivieres continuelles , qui n'auroient
autre commencement , que de cet air
ainſi épaiſſi, nonobſtant ſa converſion naturelle en eau ?

Toutes ces differentes opinions peu
ſatisfaiſantes, prouvent certainement la
majeſté de l'Auteur de la Nature dans
ſes ouvrages ; puiſqu'il n'en eſt aucun , qui
dans ſa ſimplicité , n'enveloppe un myſte-
re , qui eſt un voile, dont le doigt du Créateur les a couverts pour exercer l'eſprit
humain. Aprés quoi il eſt moins étrange
de voir les penſées , tout ingenieuſes
qu'elles ſoient , ſi fort partagées pour expliquer pluſieurs Fontaines particulieres,

comme pourroient être celles des Eaux
salées, qui abondent en Lorraine, & ailleurs, par la circulation des eaux de la
Mer, & qui conservent dans leurs trajets
leurs parties aiguës & roides, à la faveur
de l'intervalle qu'elles trouvent entre les
autres parties qui les avoisinent.

Elles nous laissent encore du doute sur
beaucoup d'autres, qu'on ne peut convenir être produites de cette maniere, ni
par aucun amas des eaux qui tombent du
Ciel ; qui par leur introduction peuvent
être si divisées, qu'elles ne sont plus que
terre ou air.

Et quoi qu'on en admettroit quelques-
unes de cette maniere, douces, ou salées,
selon leur transcolation dans la matiere
au travers de laquelle elles passent ; cela
n'empêcheroit pas, qu'il n'y en pût avoir
d'autres produites par le premier mouvement que Dieu a imprimé à toute la nature corporelle, & qu'il lui continuë.

Puisque nous voyons, que dans les airs,
qui se condensent aisément, par leur rencontre, il s'y forme une quantité d'eau,
qui pourroit, avant que d'arriver jusqu'à

nous, produire des ruisseaux, si ces Eaux étoient reünies, & contenuës entre deux montagnes d'un air assez compacte.

Comme nous le remarquons arriver soûterrainement entre les montagnes de la terre, qui ne laissent aux eaux, qui sont formées dans son sein, que des ouvertures fort étroites pour s'écouler.

D'ailleurs il est sans doute, que les exhalaisons, & les feux, qui naissent journellement dans les airs, font fondre & résoudre la neige & la grêle, & échauffent les pluies.

La terre interieure de même, n'est pas sans avoir ses exhalaisons, & des parties qui s'enflamment, puisqu'elle le fait sentir en plusieurs endroits : ce qui ne peut être sans causer de grands mouvemens dans son interieur.

D'où l'on peut conclure, que la terre étant dans une forte & continuelle agitation de ses parties, à raison de ses inflammations, & par leur mouvement naturel, qui peut être augmenté par les raïons que le Soleil y transmet ; les parties, qui sont contenuës dans son sein, & qui sont propres à être réünies , prennent la nature d'eau par ce moïen.

Ce qui peut sans doute occasionner l'origine de plusieurs Fontaines , que l'on voit jaillir en autant d'endroits , qu'il y a de sinus , qui y conduisent ; & même s'élever au dessus des montagnes , quand elles se trouvent pressées par leur abondance , ou par un air violent , qui les contraint à s'élever.

Mais quand leur transpiration est moins forcée , & causée par le mouvement , qui vient à ces eaux du centre de la terre , ou du Soleil, qui est toujours autant régulier , qu'il est continuel ; elles observent par la même raison une égalité & une continuité dans leur cours , & telles particuliérement , qu'on remarque dans nos Eaux chaudes de Plombiere, qui ne sont susceptibles de cette alteration , comme les froides.

Cela supposé , il n'est pas difficile de convenir des differens phénomenes des Eaux, & de suivre la même pensée dans le Chapitre suivant.

CHAPITRE III.

De la cause de la chaleur des Eaux ; & *si elle leur est naturelle.*

APrés avoir parlé de la nature de l'Eau, & de l'origine des Fontaines, il convient examiner la raison, ou la cause de la chaleur des Eaux.

Cette question à la vérité est moins utile aux malades, que leur guérison : elle ne leur doit cependant pas être si indifferente, si elle peut contribuer à leur satisfaction particuliere, & à leur rendre plus facile & plus salutaire l'usage de ces Eaux.

Ceux qui ont travaillé à cette recherche, fatiguez de leurs travaux, ont crû se mettre à couvert d'une juste critique, en attribuant cette chaleur des Eaux, à des causes distinctes, & separées de leur nature.

C'est pourquoi il est à propos, avant de risquer ma pensée, d'examiner, ce qu'ils ont dit, & par quel endroit ils ont prétendu introduire dans l'Eau cette chaleur,

qu'ils lui veulent être étrangere, & acci-
dentelle.

Pour suivre en cela quelque ordre dans
le rapport de plusieurs sentimens, je commence par la pensée de ceux, qui peu
satisfaits de ce qu'on en a écrit & publié,
recourent à la divine Providence, & attribuent à cette bonté particuliere ce be-
nefice fait aux hommes pour subvenir à
leurs infirmitez.

Mais tout pieux que soit ce sentiment,
il ne donne pas la cause prochaine & im-
mediate de cette chaleur, qui est cependant ce qu'on cherche ici.

Ceux qui sont descendus jusqu'à des
cavitez tres profondes de la terre, & qui y
ont été épouvantez par des exhalaisons
tres fortes, qu'ils pensent y avoir vu,
& par des vents extrêmement violens,
qu'ils croient y avoir sentis, ont voulu
persuader, que cette grande agitation de
certaine matiere, tombant sur la surface
des eaux, qui se peuvent trouver dans ces
affreux cachots, elles y étoient échauffées
jusqu'au degré, qu'elles le sont effective-
ment à leur sortie de ce vaste corps. Et

pour appuïer cette penſée , ils ont dit , que les eaux de la Mer ſouffroient par l'agitation des vents , une eſpece de chaleur pareille.

Mais ces Eaux ainſi échauffées , devroient être bouillantes , au lieu où elles ſont formées ; car leur trajet étant auſſi long , & les canaux qui les conduiſent , de qualité froide , il y auroit lieu de croire , que cette chaleur , qui ne ſeroit que ſuperficiellement imprimée , ne fût plus diminuée , qu'elle ne le paroît à ſa ſortie , & peut-être même entiérement perduë.

Enfin ce qui détruit entiérement ce ſentiment , c'eſt le mouvement des parties , deſquelles l'eau eſt faite , lors qu'il ne leur eſt pas interieur & naturel ; je veux dire , que ces mêmes parties ne ſont emportées qu'avec plus de rapidité localement d'un lieu à un autre , comme il arrive dans les jets d'eau , ou par les vents qui pouſſent la pluie.

Ce mouvement n'étant qu'exterieur à l'Eau, & ſeulement local , s'il produit quelque chaleur , ou tiédeur , elle eſt preſque imperceptible , & de tres peu de durée.

Ce

Ce sentiment n'aïant donc pas trouvé sa place dans l'imagination de quelques-uns, ils ont crû mieux penser, de faire passer ces eaux à travers de certains feux soûterrains, entre lesquels, s'ils veulent soutenir leur pensée, ils doivent persuader, qu'elles conservent leur consistance d'eau, & qu'ils leur communiquent accidentellement la chaleur, qu'elles ont à leur sortie.

Mais cela ne peut subsister dans un esprit reglé de la plus foible philosophie: car à supposer ces deux agens, à sçavoir, le feu dans son souverain degré de chaleur, & l'eau dans son premier degré de froideur, ils ne peuvent être plus contraires, ni plus opposez, que dans ces qualitez, qu'ils leur disent essentielles.

D'où il suit, que l'une doit nécessairement détruire l'autre, ou la si fort diminuer, qu'il ne reste presque plus rien de celle qui est vaincuë; ce qui se voit à l'œil, par l'application que nous faisons du feu & de l'eau.

Et si l'opposition se fait de partie à l'autre de ces agens, selon les régles de leur mouvement , les parties vaincuës prennent la nature des autres, en se dés-unissant tellement , qu'elles ne peuvent plus être appellées ni feu, ni eau.

D'ailleurs on ne peut supposer ces feux soûterrains, sans leur attribuer un aliment journalier , qui fournisse à la perte, qu'ils font de leur activité consequemment au cours reglé de ces eaux chaudes ; ce qui paroît plus difficile , sans un continuel miracle , que de les dire chaudes dés la creation de l'Univers.

Et l'experience certaine & journaliere de prendre de l'eau la plus chaude de Plom-biere,dont on plume la volaille,& dont on pele facilement les pieds de bœuf , & la mettre par égale quantité en même temps sur un même degré de feu , que d'autre eau simple , & tres froide ; fait voir que la chaude ne commencera pas plutôt à bouïllir que la froide : preuve tres cer-taine que cette eau naturellement chau-de , n'est point échaufée par de tels feux soûterrains ; d'autant qu'une eau froide aucunement échaufée , & remise sur le feu , bouïllira bien plutôt qu'une autre,

qu'on y mettroit froide. Et ceux qui les
disent échaufées dans les entrailles de la
terre, par des matieres combustibles &
inflammables, telles que le soufre, le bitume, & semblables, supposent encore
moins, & ils n'avancent cette pensée,
que pour ne pas dire qu'ils ne disent rien
du tout.

L'eau, qu'on nomme du Soleil, nous
en donne une autre preuve. Elle sort
d'une source proche le Temple de Jupi-
ter Ammon dans la vraie Lybie en Afri-
que, où est maintenant le Roïaume de
Barca. Au point du jour, elle est tiéde ;
à midi, froide ; vers le soir, elle s'échaufe peu à peu ; & à minuit elle est toute
bouillante : puis à mesure que le jour approche, sa chaleur diminuë, continuant
toujours dans cette vicissitude. Elle est
ainsi nommée, parce que ses qualitez
changent selon l'approche ou l'éloigne-
gnement du Soleil. Silius Italicus en parle ainsi, l. 5.

Stat favo vicina, novum & memorabile, Lym-
    pha,
Quæ nascente die, quæ deficiente tepescit.

Quæque riget, medium cùm Sol ascendit Olym-
   pum ;
Atque eadem rursus nocturnis fervet in umbris.

Le sentiment de l'Antiperistase se détruit également, soit qu'elle soit occa-
sionnée par l'activité reciproque de l'eau
& du feu, considerez dans leurs premieres
& simples qualitez, soit qu'on l'admette
seulement dans une fermentation de certaines matieres putrides, & corrompuës
dans les entrailles de la terre, qui ne
pourroient tout au plus, par la difficulté
à être résoluës, que de remettre, aprés le dé-
gagement de leurs parties, ces deux agens
dans une contrarieté plus vive, & sans aucun ordre, ni distinction de leurs qualitez, ou de leurs parties si confusément
agitées. Ce seroit de plus vouloir expliquer une chose tres obscure par une plus
obscure.

Il y en a d'autres, qui pour conserver
la chaleur aux eaux dans leur long cours,
ont avancé, que la terre étant pleine de
métaux, & de mineraux, il s'y en trou-
voit plusieurs fort échaufez, parmi les-

quels l'eau naturellement froide, prenant sa route, ou en se mêlant avec elle, lui communiquoient leur chaleur.

A cela on peut répondre, que ceux qui sont de ce sentiment, sont les seuls qui aïent trouvé dans les plus profondes Mines, des mineraux suffisamment échaufez pour produire cette chaleur, & la communiquer si réguliérement à l'eau, sans s'éteindre d'abord, de même que nous voïons que le fer chaud s'éteint dans l'eau, même dans la bouillante; & l'experience du Sieur Lemery, du merite qu'il est, ne prouve rien pour eux; quand il avance, qu'aïant mis une quantité de soufre avec l'acier à quelques pieds de profondeur en terre, on auroit vû paroître des fumées sulphureuses, & peu aprés des flammes.

On veut bien lui accorder, sans flater les Mineralistes, que l'acide abondant dans le soufre, & l'alkali dans l'acier, peuvent donner une fumée, ou une flamme passagere; mais jamais une continuité & une égalité de chaleur, pareilles à celles de nos eaux naturellement chau-

des , ne ſe trouveront avec une action ſi
précipitée ; quoi qu'en puiſſent dire les
Chymiſtes , favoris de ces mêmes principes : ou il faut qu'ils s'obligent à fournir préciſément dans le paſſage de ces
eaux une quantité d'acide & d'alkali , qui
ne diminuë jamais : outre que les actions
de la nature ſont ſans art ; tout ce qui reſ-
ſent l'art , n'étant point d'elle,

Il s'enſuit que ce n'eſt que pour enlever certains termes de bitumineux & de
ſulfureux , (qu'un verbiage plus ancien
que ſçavant a introduit dans Plombiere,
& dont on y fait profeſſion de ſe ſervir
pour endormir les ſimples & les crédu-
les) que l'on ſoutient que le ſoufre éteint
dans l'eau , ne l'échaufe qu'impercepti-
blement , & que s'il s'y enflamme , il n'y
laiſſe que ſa partie terreſtre , qui ne peut,
qu'étant actuellement enflammée , donner une odeur de ſoufre , que certains nez
plus ouverts que d'autres , croïent ſentir,
à certains tems variables , proche l'enceinte du petit Bain , qu'on nomme des
Pauvres , ou des Goutes.

Lequel ſentiment d'odeur bitumineuſe

& sulfureuse , est plutôt l'effet d'une imagination délicate , ou d'une différente disposition des organes de l'odorat , frappez
d'un sel volatile contenu dans les vapeurs
retenuës par un air alors épaissi , & élevées des boües , & des eaux corrompuës
de l'égoût de l'Etuve , & des Bains qui
coulent au joignant ; que celui de nos
Eaux chaudes , qui n'ont rien de pareil
dans leurs sources , & qui y sont tres pures , & sans odeur.

Et par la même raison on doit croire
que certaines pierrailles qui se trouvent à
Plombieres , qui ont pû être détachées
des terres voisines , ou être chariées de
plus loin , lesquelles mises sur un charbon
ardent , s'enflamment comme le soufre ;
n'établissent ni ne prouvent aucunement
que ces Eaux soient sulfureuses , quand
même on les sçauroit être tirées d'une
profondeur excessive de la terre , ou qu'on
les verroit sortir du même canal que nos
Eaux chaudes.

Puis qu'on voit à S. Barthelemy , villa-
lage en Dauphiné , sortir d'une même
fente de rocher , une Fontaine , qui jet-

te gros, comme le bras, une eau froide sans odeur, sans saveur, & potable ;
& sur la superficie de cette eau, & dans
la même fente, il y sort une flamme, &
une fumée épaisse, qui a l'odeur du soufre, laquelle paroissant pendant la nuit, é-
claire les voïageurs de fort loin.

Il est possible que ce canal se divise,
en reculant dans le rocher : mais si cette
flamme suit de bien loin cette eau sans
s'introduire dans sa substance, cela prouve tout ce que j'ai dit ci-dessus, que le voisinage, ou le mêlange d'aucun corps étranger, même de la chaux (qu'on suppose
gratis formée de divers mineraux calci-
nez dans le sein de la terre) ne peut être
la cause de la chaleur égale & continuë
des eaux, lesquelles en ce cas auroient
une vertu corrosive, & dangereuse.

Et quand cette chaux s'y rencontre-
roit, la chaleur & le bouïllonnement qui
s'y seroient excitez par le mêlange de
l'eau, lors qu'elle se feroit chargée de son
sel, cesseroient, en étant dépouïllée par
des continuelles lotions ; puisque ce seroit
dans son sel qu'il faudroit incontestable-

ment chercher la cause du mouvement & de la chaleur, & non point dans des prétenduës parties de feu restées dans la calcination.

Non plus que dans les raïons sensibles que le Soleil darde contre la terre, qui souffrent une grande diminution de leur activité par leur introduction, & à proport on qu'on voudra la supposer loin. Et il faudroit encore, que la surface de la terre leur servît de verre convexe, pour se reünir précisément sur les eaux, qu'il conviendroit rendre chaudes; pendant que des mêmes raïons qui tomberoient perpendiculairement sur d'autres eaux fixées sur la terre, ne feroient tout au plus que de les attiedir.

A moins que ce ne soit, comme je le dirai ci-aprés, par une continuité de leur matiere subtile, qui peut se reünir, & se ramasser dans l'interieur de la terre, en rencontrant un corps si épais, qui l'empêchât d'aller plus loin, & qu'alors il s'en trouveroit assez pour former un principe de chaleur, comme il se fait dans les airs, par l'opposition d'une nuée fort épaisse.

Ainsi toutes ces pensées étant insuffisantes à un esprit qui cherche serieusement la cause d'une chaleur des eaux si forte, si égale, & si continuelle, que tous les Artistes du monde, avec tous leurs soins, & toutes les matieres combustibles, n'en pourroient conserver un cours de quelques années ;

On reüssiroit peut-être mieux à considerer ce que fait le commun des hommes pour introduire une chaleur du dernier degré dans une eau extrêmement froide. Ils prennnent communement un bassin d'une matiere tres compacte, soit or ou cuivre, fer ou fonte, & le remplissent en partie d'une eau froide : ensuite ils l'exposent à un grand feu ; & dans peu de tems cette eau froide devient tiéde, & s'échaufe par degrez autant qu'elle le peut être.

Le corps de la flamme qui lui est substituée, ne touche l'eau par aucun endroit ; les parties de la matiere dont est fait le bassin, ne souffrent point de fusion.

Cependant l'action du feu se continuë

ſi violemment dans ce volume d'eau , que toutes les parties dont il eſt compoſé , cherchent par le mouvement , qui leur vient du feu , à ſe deſunir , & à s'échaper confuſément l'une de l'autre , & d'emporter avec elles quelques parties d'air , ou petites boules de matiere , qui ſe trouvent ordinairement dans l'intervalle , & à côté des parties longues , & unies de l'eau ; & lorſqu'il arrive , que quelques-unes de ces parties ne ſont pas ſi fort agitées , qu'elles ſoient d'un premier coup deſunies , & enlevées , elles s'avancent ſur la ſuperficie de l'eau pyramidalement ; & ne pouvant s'élever davantage par l'oppoſition de l'air chaſſé de leurs intervalles , qui s'efforce d'y rentrer , elles retombent à la place des parties , qui s'évaporent , en repouſſant les parties ignées ; & c'eſt ce qui produit le bouillonnement ; & étant derechef agitées violemment par la continuité du feu , ſe ſéparent enfin juſqu'à leur entiere évaporation.

Enſuite de cela on doit croire , que cette chaleur introduite dans l'eau , n'eſt qu'une continuation de celle du feu , qui lui est appliquée, & qui ne lui est pas communiquée par la seule compression de la flamme sur les parties du bassin, en les faisant plier sur celles de l'eau, ou en les mettant en fusion, on s'appercevroit de ce prétendu pliement du fond du bassin, ou de sa fusion.

On doit plûtôt croire, que c'est par une transpiration de la plus fine matiere du feu au travers des pores du bassin, pendant que le reste fait flotter la flamme à l'entour, à laquelle si nous approchons la main, ou que nous la mettions dans l'eau chaude, le même mouvement du feu, qui la produit, excite en nous un sentiment, qui doit être proprement appellé chaleur, pendant que dans la flamme, ou eau chaude, il doit être consideré seulement comme la cause de la chaleur; & c'est toujours dans ce sens, que je me sers du mot de chaleur.

Il est encore à remarquer ici, que la propagation de la chaleur dés son premier degré jusqu'à l'excés, commence par la force, qu'une petite quantité de cette matiere tres fine a à agir, & à dégager les parties des corps , fur lefquelles elle agit en éloignant les parties d'air , qui fe trouvent à côté , & qui ne font pas fi fufceptibles de fon mouvement , à raifon de leur figure ronde , que le font les parties de l'eau , qui fe trouvant au large , ou plûtôt environnées de cette matiere fubtile , prennent aifément fon mouvement , & à proportion qu'il y arrive du voifinage des autres corps une plus grande quantité de cette matiere , comme on voit arriver dans les embrafemens.

On connoît encore de ce que je dis , que ce n'eft pas la feule matiere fubtile , qui caufe la chaleur ; elle pourroit même être infenfible , en paffant à travers les fibres de nos fens , fi elle n'emportoit avec elle quelques parties plus groffieres , qu'elle fait choquer , & fentir par la réfiftance , & par la rencontre de nos fens , qu'elle frappe en roüetant & piroüetant fur leur centre , à raifon qu'elles nagent dans cette matiere fubtile , & retiennent cependant , outre ce mouvement circulaire , une autre efpece de mouvement directe , ou oblique , fuivant l'oppofition des corps voifins , qui refiftent.

On remarque tout cela dans les eaux é-
chauffées artificiellement : car au moment que cette matiere subtile transpirée
du feu par les pores du baſſin, rencontre
l'eau, elle ſe précipite dans les lieux, &
dans les intervalles, que l'air occupoit entre les parties de l'eau, & l'en chaſſe ſenſi-
blement.

Car on voit cet air ſortir ſur la ſuperficie
de l'eau, & ſe convertir avec quelques-
unes de ſes parties déja deſunies, en fumée ; tellement que les groſſes, & les longues, qui font la conſiſtance de l'eau, ſe
trouvant avoiſinées, & nâgeantes dans
cette matiere nouvellement introduite,
elles épouſent facilement ſon mouvement
concentrique, circulaire, & trémulant,
ſe trouvant au large l'une de l'autre par l'a-
bondance de cette matiere, & leurs intervalles devenans plus grands par le cercle,
qu'elles décrivent ſur leur centre, cela oc-
caſionne la matiere du feu à y entrer toujours plus abondamment ; d'où ſuit une
efferveſcence, ou gonflement qui favoriſe
l'agitation violente,& l'entrechoc des parties de l'eau, qui peuvent être ainſi rom-

puës, & subtilisées jusqu'à l'évaporation, à moins que la matiere du feu ne cesse d'être transmise, & que les parties de l'air qui s'efforcent toujours de rentrer dans les leurs à côté, & dans les intervalles des parties de l'eau qu'elles occupoient avant d'en être chassées, ne s'y introduisent de nouveau, & ne mettent en repos ses parties agitées par l'action du feu, c'est à dire, à moins qu'elles ne la refroidissent.

Si cela se fait ainsi par la seule application du feu à l'eau, pourquoi nous éloigner de cette pensée pour la production des eaux chaudes dans le sein de la terre, en gardant les proportions, & les differences, qui sont à observer ?

Car pourquoi ne pas avoüer, que les parties, qui font la consistance de l'eau en general, ne soient indifferentes à recevoir avec le mouvement, qui fait leur fluidité, un autre mouvement concentrique, d'où suit la chaleur ; ou à retenir entre elles un certain repos, en demeurant appuïées de longueur l'une auprés de l'autre, pendant qu'elles sont emportées en se renversant aisément l'une sur l'autre par le mouvement des parties de l'air, qui occupe leurs intervalles, & qui donne lieu à la fluiduité.

Et par la raiſon, que les parties de l'eau ſont tenuës par l'air dans un repos reſpectif entre elles, lorſqu'elles ſont approchées des fibres de nos ſens, bien loin de toucher d'un mouvement propre à exciter la chaleur ; le repos dont elles jouïſſent, arrête plûtôt le mouvement de chaleur naturelle, qui anime nos ſens, & cauſe une ſenſation tout à fait contraire à celle de la chaleur, qui eſt ce qu'on nomme froideur.

Cette indifference à être chaud, ou froid, convient à l'air, qui eſt chaud en foudre juſqu'à brûler, & froid en bize juſqu'à glacer : la lumiere de même eſt chaude dans le feu, & froide dans un ver luiſant, dans le bois pourri, & dans le diamant.

Jugeant donc qu'il n'y a rien dans l'eau, qui la rende eſſentiellement froide, plûtôt que chaude, & qu'il y a moins d'inconvenient à la croire telle, que de ſuppoſer ſans raiſon, que la nature (dont

les

les loix sont immuables, & les voies toujours les plus courtes & les plus simples) a-
prés l'avoir fait froide, gage & entretien-
ne sur sa route des agens, qui lui ravissent
cette qualité en ce cas essentielle ; & parce que nous la sentons chaude, & que l'é-
vaporation nous y fait remarquer des parties salines ; il ne reste que d'établir par
quel endroit la matiere, qui produit la
chaleur, est introduite dans les parties ,
qui sont disposées à former un volume
d'eau, & qu'elles en forment un effective-
ment. J'en conçois trois differens, dont
l'un peut seul suffire à la production des
eaux chaudes.

Le premier est , qu'au sentiment de
plusieurs, le centre de la terre étant composé d'une même matiere, que celle du
Soleil, il peut arriver, que cette subtile
matiere n'est pas si contenuë par le corps
opaque, qui fait une region differente au
milieu de la terre entre elle, & son centre, qu'il n'y ait quelques pores, ou sinus,
qui donnent lieu & passage à une suffisante quantité de cette matiere, qui dés
sa sortie, peut communiquer son mouve-

ment de chaleur à un volume d'eau, qui se
trouve dans cette terre superieure à ce
corps tres opaque, qu'elle trouve disposé à
le recevoir, en éloignant les parties de
l'air, comme je l'ai dit de l'eau, qui devient artificiellement chaude.

Le deuxiéme, qu'on peut admettre, se
tire de l'agitation continuelle de toutes les
parties de cette terre superieure, de laquelle chaque corps tire sa naissance, qui
peut occasionner cette matiere tres agitée, qui produit la chaleur, de s'unir, &
de se ramasser en certains endroits, où elle peut exercer son activité particuliere ;
& en ce cas, comme elle agit ici sur les
matieres combustibles, là-bas elle peut
commencer une chaleur, l'augmenter, &
la continuer sur une certaine quantité de
matiere disposée à recevoir son mouvement, qui doit durer avec la même force, autant de tems que durera l'agitation
naturelle de la terre, sans aucun autre aliment, s'alimentant d'elle-même par une
pareille matiere, qui arrive de tous côtez.

En troisiéme lieu on peut accuser les
raïons du Soleil de la production de cette

chaleur : car bien qu'ils ne foient pas fuffifans par la matiere fubtile, qu'ils portent, d'échauffer à pareil degré les eaux,
qu'ils trouvent fur la furface de la terre, ni
celles, qui font amaſsées dans la terre interieure, par la raiſon, que cette matiere
n'y peut être fuffifamment arrêtée, & que
l'eau aïant fes parties embarraſsées de
l'air, elle ne reçoit pas fi aiſément fon
mouvement, que celles, qui font feulement diſposées à être transformées en
eau, & qui font déja à peu prés d'une pareille matiere, mais infuffiſante à produire la chaleur, juſqu'à ce qu'il s'y en trouve
aſſez par le concours de celle des raïons
du Soleil : elle peut, dis-je, fe multiplier
fuffifamment, lorſqu'elle eſt arrivée à ce
corps, qui diſtingue le milieu de la terre,
& qui eſt fi compacte, qu'il empêche,
que cette matiere, qui vient des raïons du
Soleil, n'aille plus loin ; de même qu'elle
empêche celle du centre d'en fortir trop
abondamment, & par ce moïen la fait
rejaillir & s'unir juſqu'au point, qu'elle eſt
fuffifante pour produire la chaleur des
eaux, qui ne font pas fufceptibles, étant

ainsi produites, d'une alteration confide-
rable , jusqu'à ce qu'elles soient par leur
sortie , exposées à un plus grand air , qu'elles ne le sont dans leurs conduits.

Cela me paroît d'autant plus vrai , qu'il
est facile d'expliquer leur force, leur égalité , & leur continuité , en n'admettant que
ce principe unique de chaleur, ou de la
cause de la chaleur. Et cette hypothese
peut servir à rendre raison de la production des métaux , des mineraux , des sucs
concrets , des vegetaux , & des animaux.

Car on sçait , que les principes de tous
ces corps sont tres minces dans leur naif-
sance , & qu'ils n'abondent , que par le
concours de la matiere , dont ils sont for-
mez , qui reçoit en y arrivant , le même
mouvement, qui les a commencé, s'y figure par la transcolation , & tâche d'éloigner les parties qui sont contraires , suivant l'exigence de chaque corps.

Et l'on ne dira pas , que le sang dans
l'homme soit plûtôt sang , qu'il n'est
chaud ; ou dans les poissons, qu'il soit plûtôt froid, qu'il n'est sang ; que la matiere
de l'urine ne soit salée , qu'après qu'elle est

filtrée, & que les sueurs, & les larmes ne
soient naturellement chaudes, ou froides.

CHAPITRE IV.

De ce que les Eaux chaudes contiennent en
general ; & si elles doivent être pro-
prement appellées, Minerales, Sulfu-
reuses, Bitumineuses, Nitreuses, &c.

IL n'y a point de changement dans les
corps, qui ne se fasse par un échange
de leurs parties ; & cet échange se peut
faire de trois manieres.

La premiere, quand les parties d'un
corps s'échapent, vont auprés d'un autre,
& y demeurent seulement comme appuïées, sans mêler leur activité propre,
ni leur existence particuliere, avec celles
du corps au voisinage, & à l'intervalle des
parties duquel elles se trouvent ; & pour
lors c'est une simple Mixtion.

La deuxiéme, quand les parties d'un
corps s'entrelassent si étroitemét avec celles d'un autre corps, qu'elles s'y transfor-
ment, & transfigurent de telle façon, que

leur activité, & leur existence particuliére, ne sont plus qu'une même cause, ou un même principe d'action, plus ou moins fort, suivant la quantité & la qualité de ces parties étrangeres; & c'est ce qu'on peut appeller Altération.

La troisiéme arrive, lorsque les parties d'un corps retiennent entre elles, & avec quelques autres, qu'elles rencontrent, une union suffisante pour se mouvoir d'un mouvement, qui leur est propre & particulier, & forment, suivant la victoire qu'elles ont l'une sur l'autre, un corps d'une même, ou d'une differente espece; & c'est ce qu'on peut appeller Generation, & qui a fait dire, que la corruption d'une chose devient la generation d'une autre.

Cela supposé, il s'agit dans ce Chapitre d'examiner, de laquelle de ces trois manieres les Eaux chaudes sont affectées, & ce qu'elles contiennent.

Pour y reüssir, il convient rappeller ce que j'ai dit de la nature des Eaux, & en même tems réfléchir, quels corps, ou matieres peuvent être transformées, transfigurées, ou simplement mêlées avec elles;

afin de pouvoir conclure, si elles en épousent les qualitez, & si elles doivent être
proprement appellées du nom de ces
corps étrangers, qui autrement pourroient être seulement compagnons de
leurs cours. Je me suis persuadé dans le
Chapitre précedent, que la chaleur communiquée à une eau froide contenuë
dans un bassin exposé au feu, ne consistoit
que dans la continuation de la chaleur du
feu, que je crois être une matiere tres
subtile, & violemment agitée, qui necef-
site les parties de l'eau à se mouvoir fur
leur centre de tous côtez, & l'une contre
l'autre, en retenant leur fluidité, qui n'est
point empêchée par l'éloignement que
fait le feu de certaines parties de l'air, qui
tenoient celles de l'eau appuïées seulement en long l'une à côté de l'autre, sans
pouvoir se mettre dans le mouvement,
qu'elles reçoivent du feu.

Et ce qui m'a déterminé à cette pensée,
c'est que la nature n'a pas besoin de deux
principes differens de chaleur, pour la
communiquer à toutes les matieres qui en
font susceptibles, quoi que d'une maniere

differente, conformément à la disposition des corps, dans lesquels elle est introduite. Ses ouvrages sortis d'une même main, guidez par le même ordre, se ressemblent toujours, & n'ont ordinairement qu'un même principe ; & quand on tâche de les développer, ils doivent être crûs simples, & executez par les plus courts moïens ; parce que la nature abrege ses voies, & que rarement elle les multiplie.

De plus, en suivant ce que les sens nous montrent, on remarque, que la matiere peut être divisée, jusqu'à n'en être plus susceptible, quoi qu'elle ne cesse pas d'être, & jusqu'à ne pouvoir plus déterminer, quelle figure elle retient alors ; mais seulement qu'elle est encore plus menuë, que ne peuvent être grands les pores, & les distances, que laissent les parties des autres corps, tout unis qu'ils puissent être ; & qu'il peut arriver, que se trouvant plus comprimée par son abondance, ou par la compression des corps, dans lesquels elle se rencontre, & qui arrêtent par ce moïen son mouvement, elle se réünit en figure ronde, comme l'air ; ou en longue, com-

me l'eau; ou en aiguë, comme le fel; ou
enfin en irréguliere, & tres empêchante,
comme les corps durs & compactes, &
demeure cependant fujette à être de nouveau rompuë par le choc des autres corps,
& particuliérement par l'action du feu,
qui n'étant rien autre que le mouvement
tres précipité d'une matiere fubtile, qui
fait circuler les parties, qu'elle détache
des corps, fuivant le plus ou le moins
d'oppofition qu'elle y rencontre, les divi-
fe de nouveau en des pareilles, les faifant
choquer l'une contre l'autre, & augmente
par ce moïen fon volume, & fon activité.

Et de cette transformation de matiere
fubtile en parties groffieres, & de groffieres en matiere fubtile, & de celles qui font
de figure ronde, plus ou moins grandes, &
d'autres plus ou moins empêchantes,
qu'un mouvement different agite, & fait
differemment affembler, naiffent tous les
corps foûterrains, & aëriens, & qui ont
tous une actitude, & une éxiftence particuliére, mais toujours fujets à une alteration, par les parties qui leur viennent, &
qui tombent des autres corps.

Ensuite de quoi il n'est pas permis de croire, que les Eaux chaudes étant un corps distinct de tous les autres, même des froides, comme je l'ai avancé, tout ce qui leur vient des corps soûterrains, leur est étranger, & accidentel, soit qu'on les appelle Mineraux, à cause de la mine, dont on les a tirez, ou tels autres qu'ils puissent être, étant pour la plupart d'une nature à ne pouvoir être mêlez que tres difficilement avec les eaux chaudes.

On peut compter parmi ceux-là tous les metaux, dont les soufres ne se separent que tres difficilement, à cause de leur forte connexion, qui vient de la mutuelle complication de leurs particules, & qui ne cedent qu'au marteau, ou à une fusion violente, telle qu'on ne pourra jamais supposer de l'activité des Eaux chaudes.

Et leur seul passage au travers de ces metaux, ne peut pas leur communiquer pendant des siécles, ce que des conduits de pareille matiere ne leur communiqueront pas pendant un an, quoi que pourroient dire quelques Chymistes, que la pillule perpetuelle ne diminuë aucunement de son poids, nonobstant qu'elle ait été prise plusieurs fois; non plus que les tasses, ou les gobelets de Regule d'antimoine, dans lesquels ont fait infuser le vin, pour le rendre émetique. Il est vrai que la diminution en est tres petite; il ne seroit pas neanmoins difficile de la faire remarquer, lors qu'on les a pris ou rendus vingt ou trente fois, & que l'infusion du vin a été faite autant de fois, puis qu'ils ne purgent plus tant, & qu'ils passent sans faire grand effet. L'on peut dire aussi, qu'en la place des parties subtiles les plus dissolubles, qui s'en détachent pour faire la purgation, & le vomissement, il s'y introduit quelques corps étrangers, de même qu'il arrive quand on calcine l'antimoine au Soleil.

La même raison subsiste pour les recremens metalliques, soit qu'on les dise poreux, ou compactes.

L'antimoine, qu'on dit composé d'un suc mercuriel, & d'une terre saline, est aussi dur & compacte, que les autres metaux; & quoi qu'on croiroit Quercetan,

qui dit, *in tetrad. cap. 31.* qu'on peut en tirer, & préparer six cens sortes de bons remedes, pourroit-on croire pour cela, que
l'eau chaude lui puisse être un dissolvant,
pendant que nous voïons, qu'un Artiste se
sert d'un tres grand feu, pour l'obliger à
communiquer ses proprietez, en chan-
geant la figure de ses parties, que personne n'a encore esperé jusqu'ici d'une simple
exhalaison de ce metal?

A l'égard des mineraux simples, tels
que sont les sels fossiles, l'alun, le vitriol,
le nitre, &c. ou les inflammables, comme le soufre, le bitume, & les sucs concrets : comment pourroient-ils laisser
tomber une quantité de leurs parties dans
les eaux chaudes, au moment qu'elles
passent à leur voisinage, ou dans leurs intervalles? & que cette chûte de ces parties minérales soit faite si à propos, qu'il
n'en tombe pas plus d'un jour, qu'en un
autre, & que ce qui en tombe, ne diminuë
rien de ces mineraux pendant tous les siécles?

Car si on veut dire, que la nature a soin
de reproduire autant de ces mineraux,

qu'elle en dépenfe, pour fe conferver cette décoration d'avoir des eaux chaudes ; ne pourra-t-on pas répondre ? qu'il lui coûteroit moins de les faire d'abord chaudes, telles que nous les recevons ; & elle agiroit en cela comme dans fes autres productions, pour le moins auffi admirables, telles que font, fans aller plus loin, ces mineraux, fans qu'on lui veuille encore donner la peine de les débroïer tres methodiquement avec ces eaux.

Enfin la préfence de ces mineraux eft invifible dans les eaux chaudes, & dans leurs analyfes, autre qu'un fel ; ils font autant cachez aux fens, qu'incompréhenfibles à la raifon : ce ne font donc que des êtres fans aveu, des vains titres, & fuppofez, & des jeux d'imagination, qui ne doivent faire préferer l'autorité des Anciens au témoignage de fes yeux.

Car quelle plus forte preuve de fuppofition, que la contrarieté, où font tombez les Artiftes, touchant l'efpece & la qualité de ces fubftances, que l'analyfe de ces eaux leur a donné ? Ils s'en excuferont fans doute fur l'infidelité du feu, & fur l'in-

conſtance des experiences chymiques,
qui ont leur caprice, entre les mains même, & ſous les yeux des Maîtres de l'Art,
quoi que dans les mêmes circonſtances.

Mais il ne s'agit pas ici de la foy, pour
donner ſon aveu, & ſon imagination à de
pareilles découvertes, qui ont cependant
gâté, & prévenu beaucoup d'eſprits.

C'eſt l'idée de ſel, qu'on s'eſt fait, dit le
ſçavant Mr. Hecquet, qui eſt cauſe des er-
reurs, ou l'on vit à cet égard. Au mot de
ſel, on ſe figure d'abord quelque choſe de
ſalant, de nitreux, de vitriolique, d'alumineux, &c. parce que ces differens ſels
paſſent ordinairement pour ſimples , &
principes, ce qui n'eſt pas; puiſque ce ne
ſont que des aſſemblages & des combi-
naiſons ſalines, des ſels déguiſez, c'eſt qu'il
eſt plus aiſé de baptiſer des ſels, que de les
définir, & de donner des noms, que des
idées; c'eſt cependant par l'idée de ce qui
eſt veritablement ſel, qu'on juge de ce qui
eſt tel par art, ou par nature.

Par Sel, on doit entendre des particules
roides, & fines dans leur tiſſure, unies dans
leur ſurface, uniformes dans leur figure,

d'une maſſe, & d'un volume imperceptible, qui font dans les concrétions ſalines,
qui s'en forment, ce que les unitez font
dans les nombres, ou dans les ſommes,
qui en réſultent : car comme pluſieurs u-
nitez font un certain nombre, pluſieurs
de ces particules ſalines des ſels primitifs,
étant unies, font les ſels ſecondaires,
comme l'alun, le nitre, le vitriol, &c.

Ces ſels primitifs ſont par conſequent les
ſels principes, les ſels originaires, les ſe-
mences de tous les autres ſels.

Ces ſels principes ne ſalent point, comme font les ſels ſecondaires, & compoſez ;
& quand ils ſeroient capables de le faire,
par la raiſon qu'un ſel compoſé perd ſa ſa-
lure dans une liqueur, quand il eſt parfaitement briſé ; le ſel de nos eaux de Plombiere y étant parfaitement briſé, ne leur a
dû donner ni odeur, ni ſaveur, leſquelles
ne viennent, que lors que les ſels ſe font
rendu ſenſibles, en ſe r'approchant plus les
uns des autres : & ces ſels primitifs ſont capables en general, étant r'approchez, de
former des ſels ſecondaires, tels que les ni-
tres, les aluns, les vitriols, & tous les au-

tres, de quelle espece ils puissent être.

Ce n'est pas que je veuille avancer, que les Eaux chaudes de Plombiere soient exemptes de toute mixtion des corps étrangers; elles seroient plus privilegiées que les froides, & que tous autres corps; mais seulement je voudrois établir, que ce qu'elles contiennent aprés leur premiere formation, leur est étranger, & accidentel, & que ce n'est que dans ce sens, qu'on pourroit les appeller bitumineuses, sulfureuses, dans la supposition qu'elles aïent veritablement quelque portion, qualité, ou effet du soufre, ou du bitume, qu'elles auroient reçu dans leur cours.

Ce qui est tres difficile à se persuader, en faisant attention à la grande difficulté qu'il y a de mêler artistement les parties de ces mineraux graisseux avec les eaux chaudes.

Car le soufre mineral, qui est le sujet de l'acide, & qui est composé de deux substances, si on enflamme sa partie grasse, la partie saline se convertit en acide; & le bitume étant un suc gras, & épais, dont en certains endroits on fait usage comme

du

du charbon , & en d'autres , comme en Sicile où il eſt liquide , on s'en ſert pour les
lampes , paroiſſent peu propres à ſe mêler
avec l'eau.

Ainſi ſans vouloir trop raiſonner ſur la
difference des parties des corps onctueux ,
qui doivent être plus aplaties , que celles
des liqueurs plus déliées , on experimente
la peine qu'il y a de mêler l'eau avec les
huiles , & matieres graiſſeuſes , bien loin
de les y pouvoir diſſoudre , l'eau n'étant
leur diſſolvant ; & ne voit-on pas l'huile
de Petreole ſortir pure , & toute ſeule de
la fente des rochers , où paroiſſent des
eaux ?

Outre que les flammes de cette fontaine en Dauphiné , dont j'ai parlé , prouvent
que la partie inflammable du ſoufre ne ſe
communique pas , comme celle qui eſt a-
cide , pendant tout le tems qu'elle eſt
embarraſſée dans ſon corps graiſſeux , &
ſi l'on tient le ſoufre dans l'eau , il ne lui
communique preſque rien , même il la ra-
froidit ; & ſi l'on veut , qu'il ſoit enflammé
dans les entrailles de la terre , l'acidité
qui en doit tomber dans les eaux , devroit

D

les rendre acides, ce qui ne se remarque
pas.

Pour ce qui est des sels secondaires, on
experimente, qu'ils n'entrent dans l'eau,
qu'à une certaine quantité d'une même espece, & que lors qu'elle en est imbuë, il
n'y en entre plus, à moins qu'il ne soit d'u-
ne autre espece ; ce qui doit persuader,
que lors que les pores de l'eau, & la figure
des sels secondaires sont contraires, il n'y
sont plus introduits.

Et ceux, qui ne reconnoissent que l'a-
cide, & l'alkali, pour principes actifs de
toutes choses, comprenant sous le même
nom les sels fossiles, le commun, le gemme, l'alun, le nitre, le vitriol &c. pourroient bien avancer, generalement par-
lant, que les eaux chaudes en sont en partie imprégnées : mais il leur reste à deter-
miner, comme je tâcheraï de le faire dans
l'Article suivant, celui des sels qui peut
donner aux Eaux chaudes de Plombiere
toutes les proprietez qu'elles ont, à produire de si merveilleux effets.

Et quand même on accorderoit gratis,
que les eaux se seroient chargées dans leur

cours de quelque peu de sel alumineux, ni-
treux, vitriolique, &c. il seroit toujours tres
difficile d'établir comment les miniéres de
ces sels, de même que je l'ai dit du soufre,
& du bitume, pourroient être si long-
tems conservées, malgré la quantité de
leur sel, qu'elles en transmettroient journellement à nos eaux : mais n'aïant ni o-
deur, ni goût pareils, quoi qu'elles aïent
quelques rapports, & effets semblables
dans aucunes de leurs préparations & a-
nalyses ; on ne peut pas pour cela seul les
appeller du nom specifique d'alumineu-
ses, de nitreuses, ou de vitrioliques, parce
que ces sortes de sels, de même que le
commun, qui se trouve en montagne, ou
qui est dispersé parmi la terre, ne retiennent aucunement, s'ils viennent une fois à
se mêler avec les eaux, leur premiere figure, ni leur qualité specifique, & par consequent ils ne peuvent faire appeller les
eaux de leur nom, aprés qu'ils ont reçû u-
ne nouvelle dissolution, & filtration des
eaux chaudes.

D'ailleurs, les experiences, que l'illustre
Academie des Sciences de Paris a fait de

plus de quarante Eaux, qu'on dit minerales, tant froides, que chaudes de la France, & celles, ausquelles j'ai assisté des
Eaux de Plombiere, n'ont jamais fait connoître, qu'aucune de ces Eaux contienne
un sel, qui puisse être appellé specifique-
ment du nom d'alumineux, de nitreux,
de vitriolique, &c. Ce que le Sieur Du-
clos, qui en a fait un excellent recueil par
ordre de cette Academie, n'auroit pas ob-
mis.

Mais puis qu'aprés leur évaporation, il
y reste un sel si inconnu, à cause des differentes filtrations qu'il a reçu avec le mouvement des eaux, qu'on ne peut pas assûrer, s'il est immédiatement des eaux des
mers, ou s'il est fossile, ou aërien;

Il y a de la raison de croire, que ce sel
leur devient special, & particulier, de la
même façon que chaque mineral, chaque
vegetal, & chaque animal a le sien propre, & special aprés sa formation, sans
qu'on doive s'inquiéter plus loin, de sçavoir, si ce sel, qui donne l'être, & la consistance à un tel corps, a été auparavant un
sel de mer, fossile, ou aërien; ou si, com-

me le reste des choses, les sels changent de figure, de nom, & de proprieté à l'exigen-ce de chaque corps.

On peut donc croire, que les Eaux chaudes de Plombiere reçoivent à leur naissance un sel, qui n'est pas different de celui, qui est propre, & qui convient à chaque generation des corps en particu-lier, d'où il puisse venir ; & si tôt qu'il entre dans leur formation, il leur devient pro-pre, & naturel, & fait leurs proprietez, comme je vais tâcher de l'expliquer dans le Chapitre qui suit.

CHAPITRE V.

De ce que contiennent les Eaux chaudes de Plombiere.

C'Est se commettre à l'indignation de ceux, qui se font naturalisé les ter-mes de soufre bitumineux, & de bitume sulfureux (mots à la verité qui n'ont que le specieux, & rien de réel, quand on en suit l'explication, & que quelques-uns ap-pliquent aux Eaux de Plombiere) que de négliger ces expressions, pour suivre pas à pas ce qui me paroît vrai semblablement y être contenu, après avoir remarqué, que les mineraux, dont le vulgaire les veut imprégnées, ne peuvent y être, ni leur communiquer par consequent leurs qualitez, & qu'ils seroient même insuffisans par leur quantité, à fournir si long-tems, & si régulièrement à leur cours.

Cette erreur est allé si loin, qu'on débite à Plombiere, que ces mineraux, quoi que confusément mêlez dans la substance de ces Eaux, appointent si justement leurs proprietez particulieres, qu'ils emportent la maladie, pour laquelle on les dit specifiques ; pendant que les autres, qui s'y trouvent avec eux, demeurent oisifs, attendant que leur tour vienne d'en guérir une autre.

Mais qu'il soit permis de pousser l'absurdité, on sera toujours obligé de specifier, lequel de ces mineraux agira sur une telle maladie, & dans quel degré, & état de la maladie il devra être appliqué : puisque ces eaux se presentent avec une uniformité de préparation, d'action, & de vertu.

Et on a encore plus de tort d'appuïer ce
sentiment de l'odeur de soufre, qu'on dit
sentir prés du Bain des Gouttes ; puisque
chacun sçait, qu'une odeur à peu prés pareille, est ordinaire à plusieurs autres é-
goûts, & boües corrompuës, ou croupis-
santes, éloignées de toutes eaux minerales, par la fermentation, & la résolution
des parties volatiles, qu'on veut nommer
trop generalement (soufre,) qui ne sont
que l'effet de toute sorte de putrefactions ;
ou à raison de ces pierrailles inflammables, dont on a parlé.

On s'est de plus figuré, que l'eau de ce
Bain des Gouttes étoit plus sulfureuse,
que les autres, où il ne s'y sent point de pareille odeur, & parce qu'on la veut dire
aussi aucunement onctueuse : reçuë dans
son bassin, cela se pourroit avouër, par-
roissant telle par son croupissement, &
par la crasse quelquefois des baignans, ou
par l'amas, & délaïement de quelque li-
mon : mais non pas à la sortie de sa source.

Raison, qui a fait perdre la veritable
idée, qu'il faudroit s'en faire ; puisque supposé qu'elle parût, ou qu'elle fût on-

ctueuse ; tout ce qui est onctueux, ne l'est
point par le soufre : d'autant qu'il ne peut
être dissout, ni délaïé dans l'eau, n'étant
permis d'ignorer, qu'on emploie l'esprit
de vin à la dissolution des substances rési-
neuses, bitumineuses & sulfureuses.

On n'oseroit appeller sulfureuse l'eau savonneuse, qui est froide, quoi qu'on la
croïe de même plus onctueuse, que celle
de ce bain : parce que sans doute le mêlange, qui la rendroit telle, ne pourroit
provenir, que des sucs doux, gluans, &
mous sur lesquels cette eau passe, & en
charrie des molécules.

Et c'est peut-être le ridicule de cette
pensée, qui a fait qu'on a appellé ces Eaux
Balsamiques, pour vouloir les dire spiri-
tueuses, volatiles, amies, & familieres à
notre chaleur naturelle : mais ce mot,
pour pompeux qu'il soit, ne dit rien, &
ne peut contenter ceux qui en voudroient
suivre l'étymologie, & réfléchir serieusement sur l'effet des eaux, qui est de dégager les parties de ce qui les embarasse ; &
l'on ne se persuadera jamais contre ce que
l'on voit, qu'on ne vienne à Plombiere,

que pour conserver la santé, & qu'il ne
faille une activité plus grande, que celle
du baume, pour operer les cures frequentes, & desesperées, qui s'y font.

Il est vrai, qu'il y a du plaisir à voir la
consistance de ces eaux, dont le cours, &
la chaleur sont toujours égales. Cette consistance n'est pas plus tenuë, ni plus trans-
parente dans les communes les plus
pures; elle les rend de couleur claire, &
cristaline dans leurs sources, & dans les
bassins, où elles sont reçuës, jusqu'à y di-
stinguer aisément la tête d'une épingle de
sa pointe, quoi que de trois à quatre pieds
de profondeur.

Elles ont moins d'odeur rebutante à
boire, que l'air façonnier d'une Dame
n'en marque aux premiers verres, que sa
répugnance gracieuse en témoigne : puis
qu'elles n'odorent ni soufre, ni salure, &
qu'elles sont plus potables, que ne le seroit
une eau froide échauffée.

Et même plus chaudes, & plûtôt elles
sont beuës, plus agréables elles sont ; & il
faut avoir le goût plus fin qu'un autre,
pour y en trouver un de salin, ou quelque
autre goût mauvais.

Dans le grand nombre des sources, il se trouve de ces eaux, dés le premier degré de tiédeur jusqu'à l'excés de chaleur, & de celles-ci, les habitans s'en servent pour peler tres aisément les têtes, & les extrêmitez des animaux, & plus promptement, que d'une eau bouillante. Leur seule fumée provoque la sueur dans les étuves, & leur quantité fournit à remplir le grand Bain dans seize heures, & les autres Bains en peu de tems.

Les autres eaux, qui tiennent un milieu, sont potables, & les moindres sont négligées; les plus chaudes sont encore plus legeres, que les potables; & celle-ci plus legeres, que les froides les plus pures.

C'est là, qu'il y a plaisir à entendre raisonner non seulement le vulgaire, mais des gens qui s'estiment Philosophes, visitant ces fontaines. L'un dira: Il y a du fer, l'autre du plomb, l'autre du soufre, l'autre du bitume, l'autre de l'alun, l'autre du vitriol, l'autre du nitre, qui sont les mineraux, qu'aucuns prétendent admettre dans les eaux naturellement medicinales.

Chacun en dit ce qui lui vient en pen-

sée, quelquefois même, ceux qui prétendent les connoître, ou qui se croïent
entendus en ces matieres, disputeront de
la nature du mineral d'une fontaine, assu-
rant que dans l'une il y a plus de soufre,
& dans l'autre plus de nitre, ou d'a-
lun, &c.

Il n'est pas difficile de juger, que cette
difference de sentiment, vient de la differente disposition des organes du goût, &
de l'odorat, qui sont frappez plus ou
moins agréablement des atomes qui s'ex-
halent de ces eaux, ou d'une pure imagination.

Tout l'exterieur de ces eaux ne nous ap-
prend rien, ou peu, de ce qu'elles contiennent; & on ne réussit guéres mieux en
les analysant; puisque les analyses chymiques sont souvent trompeuses, & qu'elles
sont peu propres à nous découvrir ce qu'il
y a dans les mixtes.

Car de les précipiter, l'adhésion du pré-
cipitant altere notablement la figure, la
couleur, l'assiete, la grandeur, & la
quantité de leurs parties.

On doit encore craindre, comme il ar-

rive, que par l'évaporation, les parties volatiles, qui font leur plus grande efficacité, ne s'envolent, & n'en laissent que des
grossieres, & de tres alterées, sur lesquelles il est aussi difficile de tabler justement,
que sur celles qu'on separe par une distilla-
tion, ou par la calcination. Par d'autres
épreuves sur les eaux, & d'autres examens
tres exacts, que j'ai vû faire dans le lieu par
de tres habiles Medecins, & que j'ai aussi
fait en particulier, comme des infusions
en icelles, de bois de Bresil, de mirobo-
lans, d'écorce de grenades, de noix de
galle, de roses, de feuilles de chêne, de si-
rop violat, &c. on n'y a remarqué autre
teinture que celle qui arrive dans l'eau
commune ; ni aucune effervescence, ni
précipitation par le mêlange d'elles avec
les alkali fixes, ou volatils.

On s'est donc tourmenté en vain par
ces moïens, à en vouloir penetrer l'essen-
ce, à en démêler les principes, à en sepa-
rer les parties, à en mesurer les figures, en
un mot, à définir & connoître ce qu'elles
contiennent : toutes recherches, qui ren-
ferment plus de vanité, que de raisons,

plus de préfomption , que d'utilité : des réflexions plus fimples auroient plus utile-ment guidé.

Il eft cependant tems d'avouër , qu'a-prés l'évaporation de nos Eaux chaudes de Plombiere , il y refte une matiere , ou ter-re legere , de couleur grisâtre , quelque peu falée , & en fi petite quantité , qu'à peine vingt livres en donneront - elles le poids d'un gros , laquelle , fi elle eft diffoute , fil-trée , & évaporée jufqu'à fec , retient veri-tablement le goût & l'apparence d'un fel , qui ne fait aucune effervefcence avec les alkali , mais feulement avec les acides , que l'on ne peut toutefois appeller fûre-ment du nom particulier d'aucun fel , pas même de fel gemme , quoi qu'à peu prés pareil : bien moins du commun , du ni-treux , du vitriolique , d'alumineux , &c.

D'où l'on doit conclure , que c'eft veri-tablement un fel de differente efpece de ceux qu'on leur attribuë , & qui eft prépa-ré , élaboré , & formé par la difpofition , & par le mouvement , qui font propres & naturels à nos Eaux chaudes , fans fe met-tre en peine de quelle efpece de fel il ait pû être auparavant.

De même qu'il seroit inutile, & hors d'œuvre, de rechercher trop curieusement, quel sel en particulier concourt à la generation de tous les corps, lesquels reçoivent dans les entrailles de la terre, les sels, qui font leur consistance, & qu'on peut croire avec probabilité se former tous des parties les plus roides & moins fléxibles, qui composent l'eau, qui contient leur principe, & qui est leur propre miniere, suivant l'exigence, & la disposition de chaque corps, & des matrices où elle fluë.

Etant donc persuadé, que le sel, dont nos Eaux chaudes sont chargées, leur devient special & particulier, par l'élaboration qu'il soufre du mouvement, qui cause leur chaleur; je dis, que les Eaux chaudes de Plombiere sont imprégnées dans leur formation, & par leur cours, d'un sel propre, & special, de la qualité des esprits aëriens, tres subtil, tres penetrant, & chargé d'une matiere argileuse, alkaline, & tres volatile.

Par la raison, qu'étant differemment mû & agité du mouvement de cette ma-

tiere subtile, qui produit leur chaleur, il se
brise, se raffine, s'éguise, & se rend aucunement plus flexible, plus doux, & plus
accommodant à la chaleur naturelle des
corps, & par là occasionne, & facilite la
transpiration, si necessaire à toutes les cures.

C'est aussi le moïen le plus ordinaire,
que ces Eaux emploient par les voies des
sueurs, & des urines, pour donner leur efficacité, qui est plus ou moins grande,
suivant la disposition, qu'elles rencontrent : le mouvement de la chaleur, qui
porte leur sel plus aisément dans toutes
les parties du corps, qui le reçoivent, é-
tant plus propre que tous autres, à les rendre efficaces, par l'usage methodique &
régulier, qu'on en doit faire, suivant les
differens états des maladies, ausquelles ce
sel ainsi préparé, & porté si naturellement, peut convenir, comme je le dirai
dans le Chapitre suivant.

Et pourquoi aller chercher plus loin, a-
vec autant de peines que d'incertitude,
comme je l'ai ci-devant fait voir, par la
réfutation que j'ai donné des autres senti-

mens, l'efficacité des Eaux de Plombiere ailleurs, que dans le sel, que la nature leur prépare si particuliérement, & si utilement, non pas par le mouvement, qui fait leur fluidité, & qui est commun aux eaux froides, mais par celui que j'ai dit, qui faisoit leur chaleur, & qui leur est autant naturel, étant chaudes, que celui de leur fluidité, jusqu'à ce qu'il soit alteré par un air plus violent, qui les surprend à leur sortie?

CHAPITRE VI.

Des effets des Eaux chaudes de Plombiere, & à quelles maladies elles sont propres.

IL s'ensuit de ce que j'ai dit dans le Chapitre précedent, que les parties argileuses, & salines, dont sont imprégnées les Eaux chaudes de Plombiere, étant de figure longuette, & aiguë, & se trouvant nâger dans une suffisante quantité de matiere subtile, déterminée à un mouvement circulaire & concentrique;

les

les salines sont obligées , en observant entre elles leur fluidité, de tournoïer sur leur milieu , ou sur leurs pointes, com- me celles du salpêtre enflammé ; & se faisant par ce moïen un intervalle de l'une à l'autre , qui est rempli par cette matiere , qui les entoure , elles ne peu- vent, qu'elles ne s'entrechoquent , en se glissant l'une contre l'autre : c'est pour- quoi elles deviennent plus courtes, plus menuës, plus flexibles, & par consequent plus penetrantes , & plus propres à se faire jour , & à se dilater ; & s'il arrive qu'elles s'amassent en nombre suffisant pour établir une consistance , elle est poreuse, & alkaline.

Cette préparation naturelle du Sel , dont j'accuse ces eaux d'être chargées , est si convenable , & si proportionnée par sa qualité, & par sa quantité, qu'é- tant introduit intérieurement , & appli- qué extérieurement, il passe, & est trans- mis par le mouvement , qui produit leur chaleur dans toutes les parties du corps, mettant le sang en état de forcer les re- sistances , & d'ouvrir les voies, comme

par autant de petits coins, qui s'infi-
nuent, qui divifent, & qui ouvrent par-
tout, où il fe trouve, s'alliant, & fe joignant à la chaleur naturelle, à qui il donne tous les fecours néceffaires, dont elle
a befoin, foit pour fe relever d'une infir-
mité, foit pour fe conferver en fanté.

Et comme ce fel, fans ceffer d'être fel,
eft extrêmement brifé, & fubtilifé par le
mouvement, par la chaleur, & par le
cours de ces eaux, il y a peu d'obftru-
ctions, qui arrêtent, ou qui empêchent
fa penetration, & qui ne cedent enfin à
fon activité, continuée par un prudent,
& avifé ufage.

Et par la raifon, qu'il donne à ces
eaux toutes les propriétez, que tous les
autres fels foffiles, vegetaux, & animaux
peuvent avoir, fuivant leur efpece, &
leur préparation, il fait, qu'une feule
caufe produit un nombre extraordinaire
de differens, & merveilleux effets, en
continuant fon action du centre à la circonference, ou de la circonference au
centre, fuivant l'application, la difpofition des corps, & l'ufage de ces eaux.

On n'entreprend pas un détail juste,
& entier de leurs effets, la posterité en
découvrira toujours des nouveaux ; &
ceux qu'on a observé, que je rapporte
ici, pour les avoir vû pendant vingt-cinq
ans, que j'ai pratiqué ces Eaux, soit dans
differentes maladies, soit dans leurs differens degrez, passent l'imagination.

Je dirai encore, que les cures, qu'elles operent, par le bon usage qu'on en
doit faire, suivant les differentes dispositions, qui se presentent, font connoître,
que le sel, que ces eaux contiennent particuliérement, agit avec plus d'efficacité,
plus de douceur, & plus generalement,
que tout autre sel, contenu dans la plûpart des Eaux chaudes de l'Europe.

Car prises interieurement, elles échau-
fent, par leur chaleur naturelle, & rafraî-
chissent à la suite, en détruisant la cause,
qui produit la chaleur dans les corps. Elles abstergent, dissoudent, penetrent, digerent, incisent, subtilisent les humeurs,
réveillent, & fortifient la chaleur naturelle, amaigrissent les trop replets, remplissent les maigres, &c.

E ij

Et je puis afsûrer, que pendant le long tems, que j'ai donné mon miniftere aux Malades qui s'y font rendus à chaque faifon, pour ufer de ces eaux, j'y ai vû guérir, ou beaucoup foulager, tant par leur boiffon, que par les bains, douches, & étuves, pris avec methode, & fecondez de remedes en certaines occafions, un nombre extraordinaire de perfonnes, de celles même, qui en pouvoient peu efperer, par la grandeur, la durée, & la rebellion de leurs infirmitez.

Elles enlevent les douleurs de tête periodiques, & inveterées, provenantes d'humeurs froides, ou de chaleur d'entrailles, les migraines, les vertiges, les paralyfies particulieres, & univerfelles, même avec perte de fentiment, & de mouvement, fi on en ufe un long tems, quand elles viennent de caufes internes; fi de caufes externes, comme de froid, de chûte, elles fe guériffent en peu de jours.

Ces eaux font efficaces pour la memoire affoiblie par trop de pituite, contre les convulfions, & les mouvemens convulfifs, les tremblemens de tête, de bras, & de jambes.

Les humeurs froides s'y fondent, & les superfluës s'y confument.

Les fluxions fur les yeux, caufées d'humeurs âcres, & falées, l'aveuglement de plufieurs mois, par une fuite de couche, les furditez récentes, les bruits, & les ulceres d'oreilles, la contorfion de la bouche, les douleurs de dents, y font enlevées; & on y a vû rétablir le goût, & l'odorat, perdus, ou dépravez.

Les fluxions âcres, & fubtiles fur les poûmons, la toux feche, la difficulté de refpirer fympatique, ou par embarras de phlegmes épais, & vifqueux, les inflammations de la gorge, s'y font trouvées fouvent guéries.

La douleur de poitrine s'y évanoüit, de même que les palpitations de cœur, caufées d'un fang groffier, & lent, ou de vapeurs d'entrailles.

L'enrouement inveteré s'y perd, l'extinction de voix de plufieurs années, & rebelle à tout autre remede, s'y eft plufieurs fois réparée; la foif exceffive s'y éteint.

Les maigres par une vicieufe habitude

de tout le corps, y ont récuperé de l'em-
bonpoint; & on y a vû désecher, & réduire en juste grosseur les trop replets.

Si leurs effets se font admirer dans plusieurs incommoditez les plus desesperées,
c'est sur-tout dans celles de l'estomac,
où elles agissent avec plus d'efficacité,
par une experience journaliere : car on
peut assûrer, qu'il n'y a gueres de douleur d'estomac, de rafroidissement, de
chaleur, de langueur, de colique, de foiblesse, celle même causée de poison, de
devoïement, d'indigestion, d'embarras
de bile, d'engluement de phlegmes vis-
queux, de hoquet, de dégoût, de vomissement, qu'elles n'emportent; elles en
dissipent les vents, rendent l'appetit
perdu; elles le conservent enfin, comme tous les autres visceres, dans une bonne & parfaite disposition.

Ces Eaux sont singulieres contre les
obstructions du foie, de la ratte, & des
entrailles; en amolissent les duretez, &
les tensions, contre leur intemperie chaude, & froide, & contre la melançolie.

Elles sont d'un prompt secours à tou-

te sorte de coliques, humorales, bilieu-
ses, venteuses, convulsives, & nephretiques.

Elles enlevent toutes fiévres intermit-
tentes erratiques, & inveterées, & en empêchent la récidive.

Elles purifient le sang, en adoucissent
l'âcreté, & la salure, le subtilisent, guérissent les flux hépatiques récens, les lien-
teries, les diarrhées; elles procurent d'ailleurs la liberté d'un ventre trop serré; elles
tuent & chassent les vers.

On y a vû des cachexies, des hydropi-
sies generales, & particulieres ensuite de
fiévres, ou sans en être précédées, se guérir, de même que des flux immoderez,
& des douleurs d'hémorrhoïdes.

Elles provoquent ordinairement les
sueurs, & les urines, emportent les douleurs des reins, en chassent le pus, les
glaires, le sable, & la gravelle, comme
de la vessie: on y a vû des pierres de la
grosseur d'un petit haricot, jettées par des
hommes, & d'autres pesans deux gros
par des femmes. Elles guérissent leurs ulceres, provoquent l'urine supprimée, ou

diminuée, en corrigent l'ardeur & l'acri-
monie.

Elles fortifient les lombes, dont la foiblesse met les malades dans l'impuissance
de marcher, & les dégagent ; elles arrêtent la perte de semence involontaire.

Elles font excellentes aux vapeurs, &
aux suffocations de mere, à ses douleurs,
à son gonflement, à son relâchement : elles
en dissipent les duretez, & les tumeurs
récentes, préviennent l'avortement, &
facilitent les couches. Elles la fortifient,
& ses ligamens, provoquent les régles di-
minuées, ou supprimées, en guérissent
les pertes excessives des rouges, & des
blanches, délivrent des pâles couleurs,
& de beaucoup d'autres incommoditez,
particuliérement celles qui proviennent
de couches fâcheuses.

Elles rendent les femmes fécondes :
car si elles font tardives à concevoir, ou
si elles ne conçoivent pas aprés un long
tems de mariage, supposé qu'il n'y ait
rien qui empêche la conception, comme
des causes de sterilité, qui ne se peuvent
corriger, & qui se rencontrent quelque-

fois dans aucunes , qui paroiſſent d'ailleurs aſſez ſaines;

L'experience fait voir aſſez ſouvent ,
que l'uſage de ces eaux a produit immédiatement après, l'effet qu'on ſouhaitoit,
qui a été heureuſement ſuivi d'autres. Ces
eaux échauffant la matrice , la déſé-
chant & la fécondant, la diſpoſent à la
conception , ſouvent même d'enfans mâ-
les plûtôt que de femelles , quand on s'en
ſert méthodiquement , & conformément
à la néceſſité du ſujet , en boiſſon , en
bains , & en maniere de douche d'une
ſource, qu'il ſemble , que la nature a don-
née & diſpoſée exprés à cette fin. Il s'y
paſſe peu de ſaiſon de chaque Printems,
& d'Automne , ſans exemples , & ſans
effets ; d'autant que par l'uſage de ces
eaux, la matrice , animée & échauffée
d'un feu nouveau, & ſi conforme au naturel , fomente avec plus de chaleur , &
réduit ſes ouvrages en acte plus parfait : ce
qui ne doit point répugner, nonobſtant
les belles & differentes idées qu'on a pû a-
voir juſqu'ici de la maniere , & des
moïens, par leſquels la conception ſe fait ,

qui sont d'autant plus incertains, qu'ils seront à jamais inconnus, quelles recherches on en puisse faire.

Car il est sûr qu'on a vû depuis peu d'années en Madame la Comtesse Amile-dy de Carlinkfort, résidente alors à Nancy, en Madame la Comtesse d'Armstat de la Lorraine Allemande, tres incommodée d'ailleurs, en Mademoiselle Coné de Châtel sur Moselle, & en Mademoiselle Perrin d'Epinal, qu'étant stériles après quantité d'années de mariage, elles ont eu, par l'usage de ces eaux, le bonheur d'avoir des garçons, & d'autres enfans à la suite, y en aïant plusieurs autres dans les païs voisins, qui ont eu le même succés.

Leur usage détruit, & prévient les douleurs de rhumatisme universel, & particulier, causé sur-tout des injures du tems, celles des gouttes, & des sciatiques récentes, soulagent les inveterées. Elles fortifient les bras, les genoux, & les jambes, impotens, & tremblans par dépôt d'humeurs, les rétablissent souvent en leurs premieres forces, en ôtent les douleurs,

celles des vertebres, & des jointures; fortifient les nerfs affoiblis, amolissent les retirez, & les contracts, sur-tout lors qu'on
y joint leur usage exterieur, quand la nécessité le requiert.

Au moïen duquel, elles déséchent les
fistules lacrimales, & celles des autres parties; elles mondifient les ulceres pourris,
& sinueux, les rongeans, & serpentans;
les cicatrisent, sans autre secours d'on-
guent, ou d'emplâtre, qu'on rejette alors;
elles enlevent la carie des os avant une to-
tale corruption, les nettoïent, & les répa-
rent; consument les superfluitez des ulceres; elles résoudent les tumeurs froides,
les simples, & les malignes, les tûfs, les
nœuds, les duretez récentes dans les
chairs; dissipent les crampes; elles font
r'ouvrir les cicatrices fermées, lors qu'il se
trouve dans la partie affligée quelques
corps étrangers, qu'elles chassent, & les
cicatrisent aprés; elles guérissent les con-
tusions, & les contractions, les rélaxa-
tions, & les foiblesses des jointures, des
nerfs, & des autres parties causées, tant de
cause interne, que d'externe.

Elles éteignent les érésipeles, les squinances, les brûlures, les feux volans ; elles guérissent toute sorte de galle universelle, & particuliere, les dartres rebelles, les prurits, & les démangeaisons du cuir, les morphées ; elles consument les ongles, & les taïes des yeux, résoudent le sang extravasé, adoucissent les douleurs de dents, de tête, de colique, de goutte, & de rhumatisme.

Ce n'est pas avec tout cela trop en dire, que de donner à nos Eaux ce qu'on leur a voüé generalement en Lorraine, en France, en Allemagne, & en Suisse.

Et ce qui est encore remarquable, c'est que de trois à quatre cent personnes, qui y accourent chaque saison, dés la condition la plus élevée jusqu'à la plus basse, il ne se trouvera pas, que dans vingt, ou trente ans, il y soit arrivé un accident de mort, qui puisse être imputé à ces Eaux, lesquelles ont été honorées de la presence des Rois, des Ducs nos Souverains, des Ducs, & Maréchaux de France, des Duchesses de Baviere, & de Cleves, des Seigneurs Cardinaux, d'Archevêques, d'Evêques,

& d'autres Prélats, des Princes, & d'autres grands Seigneurs, & Dames de la
plus haute qualité, qui y ont été chercher,
& cherchent encore aujourd'hui leur gué-
rifon, ou leur foulagement, ou la confer-
vation de leur fanté.

Et la plûpart de ces perfonnes s'en font
retournées tres foulagées, ou entiérement
guéries, & fe font loué d'avoir trouvé à
Plombiere, ce qu'elles avoient inutilement cherché ailleurs, étant charmées
de la maniere douce & aisée, dont ces
eaux agiffent ordinairement par les voies
des fueurs, des urines, & des crachats, ou
d'une infenfible tranfpiration.

Et à raifon de leur legereté, quand on
ne les rend pas fenfiblement, elles n'em-
barraffent point le corps pour l'ordinaire
par leur quantité, quoi que beuës tres co-
pieufement.

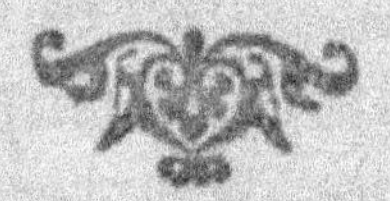

CHAPITRE VII.

A quelles indispositions les Eaux chaudes de Plombiere ne conviennent pas.

UN remede, tout souverain, & universel qu'on le puisse dire, souffre toutefois ses exceptions dans quelques maladies, ausquelles son activité, ou sa maniere d'agir aideroit plûtôt à leur progrés, qu'à les enlever.

Et il ne seroit pas même de la prudence, de suivre l'experience, qu'on dit avoir de quelques guérisons, qui ont paru desesperées, pour les risquer indistinctement toutes, au préjudice de la vie du sujet.

Et parce que j'ai dit, que l'efficacité des eaux consistoit dans le transport d'un sel specifique, & tres agité;

Je crois, que ces eaux seroient inutiles, ou contribueroient plûtôt à de certaines indispositions, qu'à les emporter, parmi lesquelles on peut compter l'épilepsie, la phtisie, l'hydropisie formée, le crachement habituel de sang, la respiration

courte idiopatique, les abcés de foie, &
de la ratte, les inflammations de poitrine,
& les fchyrres inveterez.

Les Bains nuiroient à toute forte d'inflammations internes, à toutes fiévres
continuës, aux intemperies chaudes, &
feches des entrailles, & dans toutes les in-
difpofitions, qui y ont du rapport.

Et d'autant que la chaleur naturelle eft
foible dans les petits enfans, & les décre-
pits, je douterois, que l'activité de ces
eaux ne la fuffoquât, quoi que j'aïe vû des
enfans de deux ans tombez en chartre des
cuiffes, & des jambes, dans une impuif-
fance de fe foutenir, y trouver un entier
rétabliffement, & des perfonnes tres â-
gées en fupporter affez facilement l'ufage:
je ne les confeillerois pourtant pas aux
perfonnes d'un âge avancé, s'ils man-
quoient de forces, ou qu'ils tombaffent
aifément en défaillance.

Et par la raifon, que leur fel échauffe,
& défeche, aidé de leur chaleur, leur
bain ne convient pas à ceux, qui font
d'un temperament chaud, & fec, & qui
font fujets à des violens, & fréquens

vertiges, ou qui ſont maigres, & exte-
nuez à l'excés par maladie.

Et ceux qui ſont trop replets, ſujets
aux fluxions, & aux hemorragies, d'une
poitrine étroite, d'un col court, de tête
groſſe, remplie de pituite, & qui ont l'eſtomac farci de bile, doivent craindre
les bains, & n'en uſer qu'avec bon conſeil, & beaucoup de précaution.

Au ſurplus, je n'entre pas dans le ſentiment de ceux, qui pour avoir vû, diſent-
ils, des perſonnes attaquées du venin vé-
rolique par quelques prémices galantes,
ou de la verole, tomber dans de fâcheux
accidens, ou mourir, l'attribuent ſans
autres raiſons, & mal à propos, à la boiſſon, & aux bains de ces Eaux.

Parce que je n'ai pas obſervé pendant
les dernieres Guerres, qu'il arrivoit à
Plombiere par année, plus de cinq cens
Soldats malades, entre leſquels, ſans
doute, il y en avoit pluſieurs atteints de
ce virus, qu'aucun s'en ſoit trouvé plus
mal, ou qu'il en ſoit mort.

Et ſi l'on convient, comme ils font,
que la boiſſon & l'étuve profiteroient contre

tre les atteintes premieres de ce mal , qui participent de ce ferment virulent , capable également de s'exalter par l'action des Eaux , & de se communiquer plûtôt à la masse du sang ;

L'on doit tout à fait convenir, que la methode la plus sûre , que l'on tient pour traiter ce mal , commençant par des purgations, des bains , des alimens humectans, & des tisanes sudorifiques pendant les premiers jours, qui ont tout le rapport possible à la même fin , pour laquelle on use de la boisson , & des bains de nos Eaux chaudes ; on pourroit avec raison , & sureté plus grande , les préferer , si l'on les avoit à portée , & on les y emploieroit tres utilement.

Quoi que véritablement, elles mettent en mouvement ce ferment, qu'elles rendent souvent les douleurs plus aiguës, en réveillant le mal , si la négligence des malades n'étoit jusqu'à ne prendre ensuite aucun bon conseil, & à refuser les remedes nécessaires pour le detruire ; entêtez peut-être de la fausse opinion d'un mauvai connoisseur, qui ne sçait distin-

F

guer les douleurs véroliques , de celles
d'un rhumatisme, ou d'autres.

Il faut même qu'ils avoüent, que la
boisson, & les étuves, qu'ils approuvent
pour les prémices de ce mal , seroient
tres à craindre , s'ils n'étoient suivis de
remedes convenables ; puisque ce virus
n'étant encore dans sa force, pourroit
s'aigrir également par l'exaltation, & l'activité de son ferment , & se communiquer à l'habitude du corps.

CHAPITRE VIII.

Des Bains de Plombiere , & de leur usage.

CE qui se présente ici à considerer,
est l'antiquité de ces Bains , leur
structure singuliere, la maniere d'en user,
& à quoi ils sont bons.

Leur antiquité paroît par le ciment extraordinaire , dont on voit la sortie de
leurs conduits être revêtuë, de même
que la capacité , & les contours des Bassins , jusqu'à quatre à cinq pieds dans la
ruë ; ce ciment dans les eaux les plus

chaudes ne s'étant jamais déperi : car où
il y en paroît en quelques endroits, qui
ne font pas couverts de pierres de taille,
pour achever la beauté, & la commodité de ces Bains, on ne peut pas juger,
qu'ils aïent été faits par d'autres, que par
les Romains.

Et les Medailles qu'on y a trouvé de
tems à autre, qui portent d'un côté l'é-
figie des Empereurs lors regnans, & de
leurs Idoles, le font préfumer.

Outre que la ftructure du dehors des
maifons, par les galeries de pierres ouvragées qu'on y voit, ce ciment, & les
formes des Baffins, ne peuvent être plus
revenantes à celles, qu'ils ont fuivi pour
la conftruction de leurs Bains à Rome,
où l'ufage en a été fi commun, que tant
pour les hommes, que pour les femmes,
on en comptoit du tems de Titus, de
Paul Emile, & de Diocletian, plus de
huit cens publics, ou particuliers, qui fer-
voient à délaffer leurs Soldats de leurs
fatigues, ou à des plaifirs immoderez,
qui ont été bannis des nôtres, dés le regne
paifible de nos Auguftes Souverains.

Les Orientaux , & les Mahometans,
n'en ont pas perdu l'usage , quoi qu'ils
n'aïent pas l'avantage d'avoir des Bains
d'Eaux chaudes naturelles , de l'efficacité
de celles de Plombiere , qui excellent de
toute maniere , particuliérement quand
leurs effets sont soûtenus de la boisson ,
à tous ceux qui sont dans l'Europe.

Et si le concours déja incroïable des
malades de France , d'Allemagne , de
Suisse , & d'ailleurs , n'est pas encore plus
grand , cela ne peut arriver , que du défaut de connoissance de leurs propriétez ,
ou parce qu'ils ne sont pas à portée de
ceux qui les conseilleroient , si l'interêt ,
ou l'envie ne les en détournoient.

La structure n'arrête pas moins l'admi-
ration , que leur ancienneté : car à commencer par le plus grand Bain , qui est le
plus chaud , il se presente d'abord au milieu du Bourg , en forme d'un gros Na-
vire , à la profondeur du haut de la ruë,
d'environ seize à vingt pieds de large , &
pavé tout du long de ses deux côtez , en
grands carreaux de pierres taillées , pour
la plus grande commodité des Baignans.

On trouve ce Bain avoir cent pieds de longueur, trente-neuf de largeur, & quatre de hauteur, que ces eaux mouillent, qui sont distingués par autant de degrez de la largeur de quinze poûces, & de la hauteur de dix, pour faciliter les personnes à prendre le bain à demi corps, ou à corps entier, ou à laver seulement les jambes; & le plus haut degré, que l'on tient à sec par l'écoulement continuel de ces Eaux, quand elles sont arrivées où on les souhaite, est large de deux pieds, pour que la personne, qui reçoit les Baignans à leur sortie, puisse plus aisément les couvrir d'un manteau, pour laisser tomber les linges mouillez, & se rendre à leur auberge.

Sur tout le contour de ces degrez, il y a des murailles de pierres de taille, de la hauteur d'un côté de sept pieds, & de l'autre un peu moins, suivant l'élevation des ruës, que cette muraille surpasse de trois à quatre pieds, pour en rendre l'aspect plus agréable, & uniforme, y aïant cependant deux ouvertures.

L'une au dessus de ce Bain, pour y des-

cendre au moïen de douze degrez tres
propres , & tres faciles , au milieu des-
quels en descendant , il y a une porte de
six pieds de large , ornée au dessus en 1717.
d'un beau grillage de fer doré en partie ,
qui sert de soûtien aux Armes de Leurs
Altesses Roïales , pour perpétuer la mémoire des ordres qu'il leur a plû donner ,
pour la réparation , l'ornement , & la
commodité des Bains, & du lieu.

L'autre descente de ce Bain est au dessous, un peu moins large , avec une porte ,
& six degrez tres propres, au bas d'une
Tour de pierres de taille , où on a aussi
construit un Horloge pour le réglement
des heures de la boisson, & des bains.

Le dessus de ce Bassin se termine par
une petite enfonçure en carré, qui le fait
appeller, la Couronne du Bain, aux côtez de laquelle , & sur les deux avances
dans le Bassin, il y a deux pyramides de
pierre ouvragée , de la hauteur de dix
pieds , qui jettent dans le milieu deux
robinets d'Eau chaude , de la grosseur du
doigt , dont l'une est si chaude , qu'elle
ne sert, qu'a aider à remplir le Bassin ,

avec une source tres abondante au bas d'icelle , qui jette gros comme le bras une Eau assez chaude pour y faire cuire des œufs.

La Fontaine de l'autre pyramide , y est conduite du Bain du Chêne , qui est potable comme à sa source , & sert pour y recevoir la douche : au bas de laquelle il y a encore une autre source tres chaude, & tres abondante , aussi à la profondeur du pavé.

Outre ces sources , il y en a encore deux autres aussi tres chaudes, mais pas si abondantes ; l'une à côté du milieu de ce Bain , & l'autre au bas d'icelui , sans en compter plusieurs autres, qui sont en differens endroits de son fond.

Et à côté vers le Midi , & dans l'enfonçure au haut de la muraille, on y conduit une Fontaine tres abondante d'Eau extrêmement fraîche , qui coule, ou non , quand il n'est pas nécessaire, pour moderer les Eaux de ce Bain , suivant l'exigence.

Le fond de ce Bassin est également revêtu sur le ciment , d'un pavé tres uni ,

un peu panchant, pour donner lieu aux
Eaux d'écouler toutes, quand on le vuide
par un conduit, qui est dans le bas, &
en peu de tems, étant assez gros ; lequel
étant refermé, le Bassin qui est balaïé
deux fois la semaine, ou plus, s'il est besoin, comme une sale, se trouve rempli
dans seize heures.

Aux deux côtez, & dés le dessus des
murailles, il y a un toît avancé sur les
eaux, & sur les degrez, d'environ dix
pieds, soûtenu dans les eaux par des bois
élevez de douze pieds, qui distingue des
loges assez larges, & en suffisance par
leur nombre de dix-huit de chaque côté,
pour les Baignans, qui s'y trouvent à même heure, & qui ont la commodité de
poser des linges qu'ils ne veulent pas
mouiller, dans des petites enfonçures faites proprement, & par exprés dans les
murailles. Le reste du Bassin est ouvert,
pour que les vapeurs, quand elles sont a-
bondantes, se transpirent facilement, sans
incommoder les Baignans.

Le deuxiéme, qui est moins chaud, à
qui le vulgaire avoit donné le nom du

Bain de la Reine, pour y avoir vû une Duchesse de Lorraine, Reine de Sicile, s'y baigner, & qu'on appelle aujourd'hui mieux, le Bain des Dames, puisqu'il appartient en propriété, au Collége de l'Insigne Eglise Collegiale & Séculiere de Remiremont, composé de plus de soixante Dames de la premiere qualité, autant distinguées par leur pieté, qu'elles sont illustres par leur naissance, & qui voïent ordinairement le Sang Roïal, ou Souverain éclater chez elles dans la Personne de leur Dame Abbesse, comme on l'admire encore aujourd'hui dans la pieté singuliere, & les éminentes vertus de Son Altesse Sérénissime Madame la Princesse de Lislebonne, qui a succedé à Son Altesse Roïale Madame la Princesse Charlotte-Elizabeth-Gabriële de Lorraine, digne Fille de Son Altesse Roïale Leopold I. aujourd'hui heureusement régnant.

La capacité, ou l'enclos de ce Bain, n'est à la verité, que de vingt-neuf pieds de longueur, & vingt & un de largeur, & le Bassin en rond, de cinquante de circuit, même au dessus du cinquiéme de-

gré ; & il ne mouille que juſqu'au quatriéme. L'Eau chaude, qui y fournit, ſort
d'une ſource, qui quoi qu'elle jette naturellement rez le pavé du Baſſin , en fait
cependant élever ſes eaux fort abondantes par deux tuïaux , qui en donnent chacun gros comme le poûce , & qui ſont
potables , & reçûës dans le Baſſin cimenté , pavé , & facile à vuider , & nettoïer ,
comme le grand Bain. Elles y ſont moins
chaudes ; ce qui fait que les perſonnes ,
qui ne ſouffrent pas ſi aiſément celles du
grand Bain , choiſiſſent celui-là , qui eſt
à l'abri des injures du tems , à la faveur
d'un Pavillon ſoutenu de baluſtrades
de pierres , pour donner iſſuë aux vapeurs , & pour être fermé , quand les
Dames, qui y viennent à couvert de leur
maiſon voiſine , le trouvent à propos. Il
eſt éloigné du grand de nonante pas , &
il eſt ſitué de l'autre côté de la riviere , &
du Midi.

Le troiſiéme, qui eſt tres temperé, &
qui pour n'avoir été fréquenté ci-devant,
que par des pauvres , & des goutteux , a
reçû le nom de Bain des Pauvres , ou des

Gouttes, eſt ſitué au bas du Bourg. Il eſt frequenté à preſent indiſtinctement de toutes perſonnes. Il eſt ſi temperé, qu'il n'eſt d'uſage pour l'ordinaire, que ſur les neuf, & dix heures du matin, ou les aprés-dînées, dans un tems doux & chaud.

Il a vingt-ſept pieds de longueur, & vingt & un de largeur en carré. Il y a trois degrez de contour, dont deux mouillent. Il eſt cimenté, & pavé proprement comme les autres, & ſi facile à vuider, & à remplir, qu'il peut l'être deux fois par jour, pour tenir les Eaux du Bain plus nettes.

La ſource principale eſt de diametre de ſept poûces & demi, & à profondeur du pavé, d'un pied huit poûces, qui donne l'eau à gros bouillons. Il y en a une deuxiéme aſſez conſidérable à l'endroit, où le Bain ſe vuide; & de plus, deux autres petites, qui jailliſſent à travers les carreaux du pavé. Les eaux en ſont douces, & quelque peu plus que tiédes. Le Baſſin au reſte eſt commode, & tenu tres décemment, comme le précedent.

Il est couvert d'un Pavillon propre, où il y a trois grandes lucarnes, & il est enfermé de murailles de pierres de taille dans son contour, pour y être à l'abri de l'air. Il est éloigné du grand Bain de cinquante pas.

Le quatriéme qu'on nomme, le Bain du Chêne, est tenu à sec pour la commodité des Bûveurs. Il est carré, de seize pieds en longueur, sur quatorze de large, entouré de Balustrades de pierres ouvragées, & couvert en Pavillon. On y entre par deux portes, mises aux deux coins, pour faciliter l'entrée, & la sortie au grand nombre de Bûveurs, qui s'y trouvent souvent à mêmes heures, & on y descend par deux degrez, pout s'approcher d'un Bassin de pierre en rond, de l'épaisseur de quatre poûces, à deux pieds de diametre, élevé de trois, revêtu de son couvert de pierre, qu'on ferme sous clef, dans lequel les Eaux chaudes d'une source tres abondante, s'élevent, & fournissent deux tuïaux de la grosseur du poûce à ce nombre de Bûveurs.

C'est la même Eau, qu'on conduit à

une des pyramides du grand Bain, de laquelle on boit dans le besoin , & qui y
sert aux douches. Il est cimenté, & pavé
comme les autres , éloigné du grand de
trente pas.

La maniere d'user de ces eaux , & le
tems qu'on doit commencer à baigner
à corps entier, ou à demi corps, ne peuvent être reglez , que par la nature du
mal , & par sa rebellion.

Reguliérement on boit quelques jours
avant de prendre le bain. Si on ne boit
pas, on ne doit y entrer, qu'aprés l'estomac vuide de tous alimens, & avec précaution.

Le matin, les forces étant plus grandes
aprés le repos, me paroît plus favorable,
que l'aprés-dînée , à moins d'une raison
contraire, ou qui oblige à deux bains par
jour.

On doit s'y accoutumer peu à peu dés
un quart, ou demie heure, jusqu'à une, ou
deux. En certains cas, on doit commencer
la boisson, & le bain, le même jour; & à
moins que la maladie ne presse, on n'y va
que deux heures aprés le lever du Soleil,

ou environ le même tems aprés la boiffon, ou lors que les eaux ont paffé en partie, ou commencé à bien paffer par les u-
rines, fi on préfere de les rendre par cette
voie plûtôt que par les fueurs, que le bain
excite ; & foit qu'on le prépare en Chambre, où qu'on le prenne dans les baffins
des Eaux, on ne doit pas y refter, jufqu'à
s'expofer à une foibleffe, mais feulement
jufqu'à une fueur reçuë, ou commencée.

Il faut confulter fes forces, & fi le bain
étant utile à une partie du corps, il ne nuit
pas à l'autre : la difpofition du fujet en doit
faire la regle, de même pour y boire, fi la
foif preffe ; & fi ce doit être de l'eau chaude, ou de la favonneufe, du vin trempé,
ou de la tifane.

Si encore on doit commencer par l'ufage d'un bain doux, pour continuer utilement par un autre plus chaud, lors qu'il y
a lieu de croire, qu'étant trop temperé, il
ne foit inutile à la maladie ; quoi que tous
les bains aïent leur efficacité particuliere,
même en toutes faifons, quand le mal
preffe.

Le détail des maladies que ces bains enlevent, aïant déja trouvé place dans le Chapitre VI. de la proprieté des Eaux, on peut les y voir ; étant hors d'œuvre de les rappeller ici.

Le tems de baigner écoulé, on se doit rendre à son logis, pour y recevoir les sueurs dans le lit, & se faire essuïer à la maniere ordinaire, de laquelle les hôtes sont tres intelligens, & diligens dans ces sortes de services, ausquels ils sont accoutumez. Je leur en remets les soins, en les priant de grace, d'observer de ne pas presser les sueurs à l'excés en toutes rencontres, se conformant aux avis que les Malades en auront pris, & sans vouloir se licencier de donner sans connoissance de cause, pendant, ou aprés les sueurs, bouillons, boisson, ou autres alimens, à moins qu'ils ne leur soient conseillez ; se souvenant, qu'il est plus à propos de chercher ce qui est plus necessaire aux malades, que de leur plaire au préjudice de l'efficacité des bains, & de leur santé.

CHAPITRE IX.

Des Etuves de Plombiere, & de leur uſage.

LEs Etuves, de même que les Bains, ont leur ſtructure particuliere, leur uſage ſingulier, & leur proprieté ſpeciale.

Elles ont la forme d'un caveau de pierres de taille cimentées, élevées en voûte de la hauteur de ſix à ſept pieds, & d'un contour à contenir ſix à ſept perſonnes à la fois, avec une porte, que l'on tient fermée, pour arrêter les vapeurs, qui émanent d'une ſource auſſi chaude que l'eau bouillante, qui coule abondamment au bas d'icelles, & de laquelle les eaux ſubſiſtent quelque tems dans un baſſin couvert d'ais percez & ouverts ſuffiſamment pour donner paſſage aux vapeurs, qui raréfiant, & ouvrant les pores du cuir, donnent dans ſon enceinte une chaleur, qui provoque en peu de tems une ſueur aux perſonnes qui y entrent, & s'y tiennent aſſiſes & deshabillées au deſſus des eaux.

Les

Les Païs, où les eaux ne sont pas chaudes à pareil degré, ne jouïssent pas de cet
avantage; & Plombiere a été conseillé, par
les meilleurs effets, qu'on a remarqué d'u-
ne Etuve, qui est tres ancienne, d'en faire
une deuxiéme pour la commodité d'un
grand nombre de personnes, qui s'en servent presentement suivant l'exigence du
mal, & pour prendre la plus ou la moins
chaude, & pour profiter d'une source jail-
lissante à dix pas du grand Bain, mais si a-
bondante, qu'elle donne presque plein le
contour d'un chapeau, de l'eau aussi
chaude qu'aucune autre, laquelle ne ser-
voit, par sa situation profonde, qu'à l'usage commun des habitans, & qui est éloi-
gnée de l'ancienne de cent pas.

Leur usage tendant à même fin que celui des baïns, est égale en bonté; & il arrive souvent, qu'elles achevent en certaines
maladies, ce que les baïns ont commencé.

Elles sont profitables, & particulieres
à ceux, à qui le bain est absolument défendu, & qui ont cependant besoin de
suer; ou à d'autres, qui ne le peuvent
endurer, & souffrent bien l'étuve, qui y

G

peut suppléer en beaucoup d'occasions.

Il y a aussi des incommoditez, où elles conviennent mieux ; les malades les supportent quelquefois plus facilement, étant moins incommodes aux foibles, aux vieux, & aux femmes délicates, qui veritablement, à la premiere fois qu'elles y entrent, ne sçauroient manquer de témoigner quelque répugnance d'abord à la vuë de ces vapeurs, dans lesquelles il convient se plonger, quoi qu'on en puisse moderer l'effroi, ou en soutenir plus aisément les vapeurs, en laissant la porte un peu entr'ouverte, ou en ouvrant quelques petites fenêtres, qui sont faites en l'ancienne, en partie exprés, pour y prendre plus ou moins d'air ; lesquelles servent aussi à exposer dés le dehors quelques parties affligées à leurs vapeurs, ou en sortir la tête, le corps y étant, pour respirer un air plus libre. Toujours est-il vrai, qu'on y entre la deuxiéme fois plus aisément, & qu'enfin on est bien-aise de se voir dans une sueur par tout le corps, & pour ainsi dire, jusqu'aux bouts des cheveux, qui semble emporter avec elles la maladie que l'on combat.

Il en faut cependant ufer avec la modération que j'ai dit, de la fueur du Bain, & en obferver la même methode, avant & aprés la fortie de l'Etuve.

Car quoi que ces vapeurs femblent agir fur les chairs de plus loin, que les eaux chaudes, & avec moins d'activité, puis qu'elles n'échauffent point fi fort l'interieur, ni les vifceres; cependant elles penétrent affez avant, pour amolir, & relâcher les pores des chairs, & par ce moïen liquefier, & fondre les humeurs arrêtées, lefquelles fortant toutes enfemble, repouffées qu'elles font de la chaleur naturelle, femblent faire un déluge de fueur, par la condenfation qui fe fait des humeurs, qui fe prefentent à fortir, & des vapeurs de ces eaux, qui les rencontrent, & les excitent.

Il eft aifé de voir de là, qu'elles font d'une proprieté fpeciale pour enlever certaines maladies, aufquelles le bain feroit infuffifant, inutile, ou même préjudiciable, comme aux trop replets, pleins d'humeurs, & fujets aux fluxions, aux vertiges, aux hémorragies, à la phrenefie, & à

ceux, qui ſont d'un temperament chaud,
ſec, & bilieux; & l'eau chaude en bain,
peut nuire, où un air ainſi échauffé ne
nuira pas.

Que leur force étant inciſive, déterſive,
& émolliente, avec une moiteur douce, attire au dehors, ce qui eſt plus ca-
ché, & enraciné au dedans des chairs, ou
contenu ſous le cuir, qui cauſe des douleurs, des démangeaiſons, des prurits,
des gratelles, & autres infections de la
peau, le rendant fluide, & en état d'être
pouſſé par les ſueurs.

Qu'elles ſont utiles aux diſpoſitions
froides des chairs, aux nerfs endurcis,
foulez, retirez, rafroidis, aux tumeurs
mólles de matiere froide, aux maladies,
& aux douleurs cutanées, aux rhûmatiſ-
mes, à la ſciatique, aux gouttes, & aux
paralyſies.

D'ailleurs, qu'elles ſont ſuſpectes aux
inflammations, & aux oppreſſions de
poitrine, à la reſpiration courte, aux poûmons offenſez, & dans les défaillances
frequentes.

Qu'elles peuvent quelquefois remplir

la tête par leurs vapeurs, troubler la vuë
& l'ouïe ; sur tout quoi, l'avis du Medecin
est nécessaire.

CHAPITRE X.

De la Douche, & des ventouses, & de
leur usage.

L'On se sert à Plombiere du mot de
Douche, pour exprimer la chûte des
eaux chaudes sur la partie infirme du
corps. On choisit un cuveau de bois, qui
peut contenir quatre ou cinq seaux d'eau ;
on le perce dans le fond, pour y mettre
un tuïau en maniere de robinet, qui donne gros comme le doigt.

Ce cuveau est suspendu à la distance de
deux, trois, quatre pieds, & plus s'il est
besoin, de la partie du corps, qu'on presente à recevoir la douche des eaux qui y
tombent, & qui y sont subministrées par
des porteurs d'eau, qui ont ordre de les
temperer, suivant l'exigence du mal.

Ils emploient ordinairement des eaux
des plus chaudes, mélées au tiers, au

quart, ou à la moitié avec les potables, ou avec celles qui sont reçuës dans les bassins. On la reçoit aussi immediatement des fontaines potables sur les chairs nuës, ou couvertes d'un linge clair, si on n'en peut souffrir la chaleur.

Ces eaux ainsi lancées, de la hauteur qu'on le juge à propos, peuvent être reçuës sur la partie du corps, pendant qu'on est assis dans le bain, ou dans les étuves, même sans être dans l'un ni dans l'autre, comme on voit souvent des personnes, qui ne presentent aux robinets des fontaines potables, ou sous ces cuveaux, que le bras, ou la main, la jambe, ou le pied, la nucque, &c.

Mais comme il n'y a aucune partie du corps, même les yeux, les oreilles, la bouche, la tête, qui n'y puissent être presentez utilement, la commodité est plus grande d'être au bain, ou à l'étuve.

J'ai observé, qu'à certaines occasions, qu'on les a reçuës trop chaudes, sur-tout au commencement qu'on s'en sert, elles ont rendu le mal rebelle à ne jamais guérir, bien loin de profiter aux malades;

parce que la chaleur des eaux d'abord
trop violente, resserre plûtôt les pores des
chairs, que de les ouvrir, & peut durcir le
cuir, & épaissir les humeurs embarrassan-
tes, en resoudant trop tôt, & trop promptement les plus subtiles.

Au contraire, quand elles sont reçuës
dans un degré de chaleur convenable au
mal, & que leur activité penetrante est
aidée par une chûte continuelle, on s'apperçoit, en frottant la partie affligée de la
main, s'il est necessaire, les chairs voisines
du mal s'amollir, & s'échauffer, avec un
sentiment fourmillant, & trémulent.

Parce que ces eaux ainsi lancées de
tous côtez, & aucunement retenuës, par
leur refraction sur la partie, amolissent,
résoudent, discutent, déséchent, échauffent & fortifient les parties du corps, qui
sont atteintes particuliérement d'indispo-
fitions froides, & inveterées, & en rétablissent les parties dérangées, en donnant
issuë avec les sueurs, aux humeurs étrangeres.

La douche pouvant donc être d'usage à
toutes les parties du corps, si toute la tête

ſouffre de catharre, de létargie, de céphalalgie, de vertiges, d'apoplexie, de mémoire affoiblie, on recevra ces eaux ſur le devant, & le ſommet de la tête, & ſur les rencontres des ſutures, mais avec précaution, la tenant aprés long-temps couverte, & les cheveux raſez.

Si la douleur n'eſt que ſur une partie de la tête, ce ſera elle qui recevra les eaux, ſi elle peut commodément, aprés l'avoir défendu d'un linge, ou d'une calotte d'éponge.

Si les nerfs ſouffrent, on doit preſenter la partie poſterieure de la tête, & la nuque; ſi l'oreille, ſi l'œil, ſi la bouche, la douche s'y recevra, & ſur les muſcles voiſins; & ſi dans ce tems, ou d'abord aprés, le ſommeil ſurvenoit, on doit y réſiſter; & ſi les ſueurs arrivent, il convient de les faire tôt eſſuier.

Il faut s'y accoutumer peu à peu, de crainte d'échauffer d'abord trop, & de déſecher une humeur qu'on veut fondre & diſſiper.

Et c'eſt à quoi doivent faire attention les perſonnes, qui ſont atteintes de goutres, de fciatiques, de douleurs fixes, de tumeurs dures, & œdemateufes.

Il y a des incommoditez, aufquelles il convient froter, remuer, tirer, ou contourner la partie, quand elle reçoit la douche, ce qui eft fans doute néceffaire dans les mufcles, ou chairs imbibées, & gonflées d'humeurs, & lors que les tendons ou les nerfs font retirez, ou durcis, de quelle maniere cela foit arrivé, fur des parties douloureufes, fur des louppes, des ganglions, des nœuds, des tumeurs froides, & fixes, des œdemateufes, des fcrophuleufes, ou autres de pareille nature.

Mais celles, qui proviennent d'apoplexie, de paralyfie, de rhûmatifme, ou de fluxions, ne le demandent pas; il feroit plûtôt nuifible en ce cas.

La douche fe prend à toutes heures, depuis le Printems jufqu'en Automne, & pendant un plus, ou moins long tems, fuivant que les forces le permettent, ou que la nature du mal exige.

Elle convient au tintement, & aux ulceres d'oreilles, aux furditez, aux catharres, aux tremblemens, & aux foibleffes

des parties. Elle échauffe l'eſtomac, s'il
eſt froid, le fortifie s'il eſt débile, & aide
par conſequent la digeſtion, & diſſipe la
douleur causée de ventoſitez. Elle ſe donne auſſi à toutes les parties qui ont beſoin
d'être échauffées, & fortifiées.

L'uſage des ventouſes eſt ancien, mais
il pourroit être à Plombiere trop familier,
ſouvent inutile, & à certaines occaſions
nuiſible.

C'eſt pourquoi le ſentiment du Medecin ſur la neceſſité, ou le lieu de leur application, n'eſt pas à négliger.

Elles s'appliquent, ſoit celles qu'on
nomme cornets, ou celles qui ſont de
verre, avec plus ou moins de feu, ou ſans
feu, & preſque toujours ſur des parties
charnuës ; car ſi on veut en mettre ailleurs, elles ne doivent être que tres petites.

La petite flamme qu'on allume dedans,
au moment qu'on les applique, eſt cauſe
par ſa penetration dans les chairs, que ces
chairs, qu'elles comprennent, ſont atti-
rées dans le col de la ventouſe, qu'elles
clouent, pour ainſi dire, ſur la partie, par u-

ne monticule de chair, qui avance, non pas par la crainte du vuide, comme d'aucuns croïent, mais parce que les parties ignées, qui n'ont pû s'échaper que par cet endroit, prennent la place de celles des chairs, & les obligent par ce moïen à se gonfler, & à s'élever dans la ventouse, en s'ouvrant, & se dilatant suffisamment, pour faciliter seulement l'issuë de quelques humeurs voisines.

Si elles sont scarifiées, les extrêmitez des arteres qui sont coupées, donnent le sang contenu dans le voisinage de leur application, laquelle seroit plus sensible, si elle n'étoit moderée par la chaleur du bain, ou des étuves, ou d'une autre, qui en approche.

La quantité, qu'on en applique, quelquefois inutilement & scrupuleusement à la fin des eaux, donne de l'horreur par la quantité de sang qu'elles attirent.

Je ne les crois pas cependant tout à fait inutiles aux douleurs de tête, aux migraines, aux inflammations, fluxions, & rougeurs des yeux, & du visage, aux suppressions, & au défaut des regles du sexe, à leur trop grande perte, aux hemorrhagies, aux hemorrhoïdes trop coulantes, supprimées ou douloureuses, & à toutes fluxions, où il s'agit de divertir, de défecher, d'arrêter, & d'attirer les humeurs vagues, & impétueuses ; au sanglot, au vomissement, & au battement de cœur, aux vapeurs hysteriques, aux galles, aux coliques venteuses & nephretiques, aux commotions, perversions, & précipitations de la matrice, aux morsures & piqueures envenimées. Elles peuvent suppléer même aux saignées dans les fiévres malignes, & à autres certaines occasions, si le Medecin le juge à propos.

CHAPITRE XI.

Des accidens, qui peuvent survenir dans l'usage des Eaux de Plombiere.

Toutes salutaires que soient ces Eaux, leur usage peut être suivi de quelques accidens, qu'on ne doit attribuer, qu'à l'insurmontable indisposition du sujet, ou à l'irrégularité de les prendre.

Ce qui se remarque particuliérement,
quand on s'y expose dans les maladies,
ausquelles j'ai dit qu'elles ne conviennent
pas, & quelquefois même dans celles qui
paroissent legeres.

Quand l'usage en est long, & négligé,
de même qu'il peut arriver dans celui de
tous les autres remedes ; quand on mépri-
se ce qu'un bon conseil feroit observer, &
qu'on blâme ceux, qui pour en recevoir
un bon succés, s'y attachent, en se flattant
trop sur leurs propres forces, ou sur la maniere douce dont ces eaux agissent ; préve-
nus encore, que si elles ne font pas de
bien, rarement font-elles du mal : oui, si
l'on excepte ceux, qui les prennent à leur
phantaisie, irréguliérement, & avec excés, qui ensuite font contraints de recourir au secours de la Medecine.

L'interêt, & l'honneur de ces Eaux
m'obligent d'avertir en general, que si
dans leur usage il arrive que l'on se trouve
foible, ou trop fatigué, on doit l'interrompre d'un, de deux, ou de trois jours.

Que l'appetit soit perdu, diminué, ou
dépravé, ou qu'une foiblesse, une douleur

d'estomac, un hoquet, un vomissement
surviennent, il faut reflechir, si c'est l'excés de ces eaux, qui les cause; & alors, il
faut les moderer, & les diminuer par
quelques jours.

Si ces accidens proviennent d'embarras d'humeurs, & faute de préparation, &
que l'estomac s'en trouve trop chargé, le
conseil du Medecin est necessaire, soit
pour les interrompre, soit pour ordonner
des remedes convenables.

Si la soif, les chaleurs d'entrailles, celles
des reins, & de tout le corps, pressent, soit
par l'excés des sueurs, soit par l'impression
trop forte de la chaleur des eaux; s'il arrive des vertiges, des convulsions, des veilles importunes, il faut cesser l'usage des
eaux pendant quelques jours, & se tenir à
une maniere de vivre rafraîchissante, par
les moïens les plus doux, pour les temperer, & pour les dissiper.

On se pourvoira contre l'assoupisse-
ment, & la pesanteur du corps, par une
maniere de vivre désechante, ne man-
geant rien de vaporeux, & cherchant les
compagnies joïeuses, & agréables; par

prendre un peu d'exercice, sans oublier les évacuations, soit par saignées, soit par purgations & lavemens, qu'on doit de même emploïer contre les fluxions, & les catharres, avec les diversions, & les frictions; sur quoi, & sur le ventre trop serré, ou trop libre, & sur la retention des eaux chaudes, il est à propos de se pourvoir, suivant le temperament, & l'état du malade.

On se défend des foiblesses, qui surviennent à un bain, en tenant de l'eau fraîche dans la bouche; & celles de l'estomac se soulagent par un grand nombre de remedes, la cause en étant connuë.

Si la fiévre survenoit, elle demanderoit plus d'attention : il conviendroit en découvrir la nature, & la cause, pour y apporter les remedes necessaires.

Il est cependant vrai, qu'il est tres rare, qu'on y voïe de pareils accidens; & il est vrai aussi, que la benignité de ces eaux occasionne bien des gens à negliger des conseils, qui leur seroient tres utiles; & qu'ils tombent dans une nonchalance à les prendre methodiquement, comme si elles

étoient le ſeul remede, dont on puiſſe ſe
ſervir ſans exactitude, ni methode; &
c'eſt à quoi on appelle l'attention des malades, pour y reüſſir, en s'aſſujettiſſant à
ce qui eſt mieux d'obſerver.

CHAPITRE XII.

De la maniere de ſe ſervir des Eaux chau-des de Plombiere.

LEs maladies autant differentes, que
leurs degrez ſont particuliers dans
chaque ſujet, avec le temperament, l'âge,
le ſexe, & les accidens imprévûs, ne permettent pas de donner une regle generale, & uniforme pour ſe ſervir de ces Eaux.

On pourroit, en voulant y aſſujettir
certains particuliers, les expoſer à ne pas
recevoir tous les effets, qu'ils en pourroient attendre; ils feroient même mieux
de ſe conformer à un bon & docte conſeil
déja pris ſur leurs infirmitez, que de ſui-
vre ce qu'ils apprendroient vulgairement
dans le lieu, ou qu'on pourroit dire ici.

L'experience cependant fait voir, qu'il

ne

ne suffit pas de sçavoir, que ces eaux enlevent beaucoup de maladies, & que plusieurs personnes ont été guéries de pareilles, dont on se croit attaqué, & que pour
avoir négligé les regles generales, qu'on
y doit observer, les sujets s'en retournent
quelquefois plus incommodez, ou sans
soulagement. Je conseillerois donc volontiers aux malades qui veulent en profiter, de se préparer à ce voïage huit, ou
quinze jours auparavant, par un bon régime de vivre, & par les remedes conseillez
par leurs Medecins, qu'ils prieront de
marquer par écrit l'histoire de la maladie, sa durée, la rigueur, la multiplicité,
& l'ordre des symptomes, le temperament du sujet, l'âge, l'habitude, le régime tenu, les remedes emploïez, & tout
ce qu'ils auroient observé, qui établit la
nature, l'espece, & le génie des maladies,
afin que les Medecins, qui pratiquent les
Eaux, puissent d'abord entrer dans la
connoissance, qu'une premiere vuë ne
donne pas par une legere consulte, pour
prendre d'intelligence, & avec plus de sûreté, & de facilité les indications emprun-

H

tées du bien, ou du mal, qu'on a vû s'en-
fuivre, & les mefures neceffaires pour la
conduite des malades. Lefquels doivent,
autant qu'il fe peut, fe rendre fur les lieux
fans fatigues, à petites journées, & fans
perdre leur fommeil, mais les foins, & les
inquiétudes, qu'ils pourroient avoir.

Etant arrivez dans cette tranquillité, &
confultant moins l'interêt de leur bourfe,
que celui de leur fanté, ils pourroient fe
repofer un, deux, ou trois jours, eû égard
à leurs fatigues, ou à leurs foibleffes, &
enfuite commencer par les remedes convenables, s'ils en ont befoin, avant l'ufage
des eaux, qui doit être autant different
dans chaque fujet, que le font l'âge, le
temperament, le fexe, & la nature du
mal, qui peuvent demander une, ou plufieurs faignées; laquelle quelquefois n'eft
pas neceffaire, à quoi fouvent on ne fait
pas affez d'attention.

Et comme les premieres voies fe peuvent trouver embarraffées, il eft utile,
pour fe préparer à une purgation convenable à l'humeur qui domine, & aux forces du malade, avant que de boire ces

eaux, de prémettre la veille un lavement émollient, & laxatif, pour dégager les entrailles, & faciliter l'effet du purgatif.

Il convient quelquefois boire trois, ou quatre jours, & plus, avant que de se purger, pour y disposer les humeurs seches, & adustes des premieres voies, & les rendre plus fluides.

D'autres fois, ni la saignée, ni la purgation ne conviennent pas, & nuisent plutôt, soit pour avoir été saigné, & purgé depuis peu, soit que l'estomac, & les visceres se trouvent foibles à ne pouvoir les supporter, ou nullement embarrassez.

Les purgatifs doivent être les plus doux, choisis, & récens, si le cas n'en exige des plus forts ; & l'on doit être avisé de prendre un bouillon, ou de l'eau chaude, une ou deux heures aprés ; il faut suivre en cela l'avis du Medecin.

En certains endroits, on boit les eaux chaudes sans baigner ; en d'autres, on baigne sans les boire. Quand les bains sont moderez, & qu'on ne baigne, ou qu'on ne douche qu'une partie du corps, cela peut servir à quelques incommoditez.

H ij

Mais à Plombiere, il est rare qu'on ne boive, baigne, étuve & douche pas, pendant qu'on est à ces eaux : ce qu'on supporte aisément, en observant reguliéremens la methode de les prendre.

La plus ordinaire est de commencer par la boisson, supposée la préparation du corps. L'heure d'en user ne peut être reglée que par la saison, le tems serain, pluvieux, ou froid, la coutume de la personne de se lever tôt, ou de dormir tard.

Lorsque le tems est froid, pluvieux, ou plein de brouillards, on doit observer de ne les pas prendre si matin, ni si tôt aprés s'être levé : car il est à propos, que l'estomac soit vuide d'alimens, & qu'on ait fait un peu d'exercice.

Cependant dans un tems serain, & chaud, on peut les boire dés les cinq heures du matin, sans toutefois interrompre pour cela l'heure ordinaire de se lever plus tard, parce que la nature est ennemie de tous changemens subits, & qu'il suffit d'avoir achevé de boire trois ou quatre heures avant dîner.

A l'égard de la quantité d'eau, qu'on

peut prendre par jour, il ne faut pas suivre le sentiment d'un Medecin étranger,
ni present ; il vaut mieux consulter les forces de son estomac, & s'y accoutumer
peu à peu, malgré la petite répugnance
qu'on s'en peut former mal à propos.

On peut tenter le premier jour, d'en
boire deux, trois, quatre, cinq, & plus de
verres, d'environ quatre à cinq onces
l'un, par quelque intervalle des uns aux
autres.

Le deuxiéme jour suivant, on peut
augmenter d'un, ou de deux verres, & jusqu'à telle quantité les jours suivans, que l'e-
stomac peut porter, & s'y tenir, si l'on
peut jusqu'à la fin ; étant aussi inutile, &
dangereux, de le charger trop, qu'il est ridicule de les boire scrupuleusement à
nombre impair.

C'est un grand abus de les diminuer a-
vant finir, à la même proportion qu'on
les a augmenté : cela pourroit diminuer
leurs effets, & pourroit empêcher de les si
bien rendre sur la fin : neanmoins lorsque
l'estomac se trouve surchargé de la derniere quantité qu'on en a pris, il faut se rédui-

re à n'en prendre, qu'autant que l'estomac en peut lors porter facilement, pour
ne le point fatiguer, & s'en tenir là, à
moins d'une forte répugnance, & finit
ainſi la boiſſon.

On doit encore obſerver de prendre
ces eaux immediatement à la ſortie de
leurs ſources, afin de profiter de tout ce
qu'elles ont de ſpiritueux, étant pleines de
quantité de petits corps ſubtils, & par
conſequent legers & volatiles, qui s'évaporent aiſément, lorſqu'elles ſont expo-
ſées à leur ſortie, à un air plus libre, & qui
les admet d'abord dans ſa fluidité.

J'ai cependant fait obſerver avec ſuccés à de certaines perſonnes, de les laiſſer
un peu évaporer avant que de les boire,
pour de bonnes raiſons en de certaines occaſions, que quelques particuliers condamnent ſans connoiſſance, & ſans donner autre raiſon, que celle que ce n'eſt pas
l'uſage ordinaire, comme j'en conviens.

Pour une plus grande facilité d'en prendre une quantité de verres, on interrompt
ſa boiſſon de verres à autres, par quelques
pas de promenade, pour donner tems aux

premieres eaux de paſſer l'eſtomac en partie, & afin de ne ſe pas exciter, par une
trop grande quantité, à un vomiſſement,
ſi on les prenoit toutes ſans intervalle.

Ce que je conſeille quelquefois d'aider
par une ſurcharge d'eau, quand l'eſtomac
eſt dans une diſpoſition, & dans la neceſſité de vomir ; & puis le vomiſſement, qui
eſt alors facile, étant arrivé, on continuë
un moment aprés la même quantité de
boiſſon qu'on devoit prendre, ſi l'on peut,
qui doit être achevée dans une heure au
plus.

On ne peut pas permettre aux perſonnes fortes, graſſes, & replettes, qui abondent d'humeurs, ou qui ont l'eſtomac farci de phlegmes, ou de glaires, de prendre
aprés la boiſſon un bouillon : hazard de le
ſouffrir aux perſonnes maigres, & exte-
nuées, dont l'eſtomac n'eſt enduit de ces
ſortes de glaires, ou un doigt de vin trempé, avec une croute de pain.

Car on pourroit nuire à l'efficacité de
ces eaux, de ne leur donner pas tout le
tems neceſſaire pour agir, aprés qu'elles
ſont reçuës dans l'eſtomac, & dans les

entrailles, où la chaleur naturelle les ré-
fout, comme un aliment, pour les conduire avec elle dans toutes les parties du
corps ; & pour que fon operation foit
complete, elle exige un tems d'environ
trois heures, pour s'en décharger entiérement par les voies les plus convenables à
la nature du mal ; & avant ce tems, l'on
ne doit point occuper la chaleur naturelle
à la digeftion des viandes du dîné, qui par
la nouvelle difficulté, qu'il y auroit à les
réfoudre, troubleroient l'action commune de la chaleur naturelle, & celle des
eaux, qui n'agiffent de concours, que
pour dégager, & rétablir les parties dérangées du corps, ou pour en chaffer celles
qui font inutiles.

Cette unité d'action eft fenfible, en ce
que les eaux font renduës ordinairement
par les voies que la nature a choifi pour fes
fonctions : car comme il y refte peu de ces
eaux aprés l'évaporation chymique, lors
qu'elles s'évaporent dans la capacité du
corps, les fels dont les plus volatiles font
chargées, penétrent les chairs, ou fuivent
le fang, & les humeurs, qui fillonnent par-

tout, & par ce moïen , & à la même oc-
casion, que les urines , les sueurs , & les
crachats se forment , elles tombent plus a-
bondamment dans leurs conduits, & les
multiplient , pendant que leur sel moins
subtil , suit les premieres voies, & excite
quelquefois,à raison de la sensibilité des
fibres des boïaux,à une purgation douce
& louable.

On en facilite l'évacuation par un petit
exercice à pied , ou à cheval , en se mettant au lit , ou en entrant dans le bain ,
dans lequel il est quelquefois expedient
d'aller d'abord aprés la boisson finie, ou
peu de tems aprés , lorsque l'on souhaite ,
que ces eaux agissent par les voies des
sueurs ; & lors qu'on les veut déterminer
par les voies des urines , il faut differer
d'entrer au bain jusqu'à ce qu'on en ait
rendu une bonne partie par cette voie.

Si les eaux croupissent , & ne passent
pas, si elles agissent par une voie qu'on ne
desire pas, si le ventre se déregle, &c. il est
necessaire de s'en consulter d'abord , & recourir aux remedes , qui les puissent déterminer.

On laisse les précautions d'habits , &
des linges, aux hôtes, qui en sçavent a-
vertir.

Le tems qu'on doit emploïer à la boiffon, & à l'ufage de ces eaux, ne peut être
moindre, pour en efperer quelques effets,
que de quinze jours, ou de trois femaines,
& plus, fuivant la nature, & la rebellion
du mal, qui obligent quelquefois d'y re-
tourner une deuxiéme, ou troifiéme faifon; puifque fouvent il arrive, qu'un mal
eft diffipé d'une deuxiéme tentative, que
la premiere n'auroit pas même fait efperer. Il eft à propos de fe confulter fi on
doit ufer de quelques remedes fpecifiques
au mal, pour aider l'effet de ces eaux.

Il les faut boire, autant qu'il eft poffi-
ble, fans répugnance, de peur de s'exciter
à vomir, & on ne doit point fe fervir d'a-
nis vert, ni de fucreries, qui valent moins,
non plus que de tablettes ftomachiques,
d'écorces d'orange, de citron , &c. fans
neceffité.

Il peut être tres neceffaire, quand on
eft vers le milieu, avant, ou dans le tems
des bains, de fe purger doucement, pour

évacuer les humeurs détrempées, & dissoutes dans les premieres voies, ces eaux agissant rarement par les voies des selles.

Ce qui est peu observé par la répugnance, ou par l'épargne des malades, ou par le mépris qu'ils font d'un avis aussi salutaire, ne prévoïant pas l'utilité qu'ils en recevroient.

On convient, qu'il n'est pas necessaire à tous, mais à la plus grande partie, & ensuite le lendemain continuer l'usage des Eaux, comme auparavant, & le finir, s'il se peut, sans intermission sur les lieux, par la purgation, à moins qu'on n'en soit pas bien éloigné, en se servant de purgatifs hydragogues les plus doux; parce qu'alors ils trouvent une disposition dans les corps, qui les fait doucement, & suffisamment agir.

La nécessité oblige quelquefois d'interrompre la boisson, & les bains, ou l'un sans l'autre pendant leur usage; il est même tres utile de le faire, pour se donner quelque relâche de la fatigue qu'une personne délicate en pourroit ressentir, ou pour quelques autres raisons, qui surviennent, particuliérement au sexe : si elles se presentent, on doit recourir à un bon conseil.

Aprés, il seroit à propos, pour se délasser de la fatigue des Eaux, de se reposer un, ou deux jours, avant de se mettre en chemin ; ne s'y point fatiguer, s'observer étant arrivé chez soi pendant quelques jours, & éviter absolument tout ce qui auroit pû contribuer à leurs incommoditez.

On n'a pas remarqué des effets bien differens des Eaux de la source du Bain du Chêne, & de celle des Dames; la difference n'étant gueres, ou peu sensible ; l'une n'étant frequentée plus souvent que l'autre, que par la raison qu'on voit un Seigneur, ou une gracieuse Dame aller plutôt à l'une, qu'à l'autre, ou qu'on a pris un conseil du lieu interessé.

CHAPITRE XIII.

Du régime de vivre dans l'usage des Eaux de Plombiere.

IL doit être observé suivant la disposition du sujet, & par rapport aux alimens, aux exercices, au repos du corps,
& aux passions.

On sçait déja, que pour conserver la
santé, le meilleur remede est le régime :
mais il convient avec plus de raison aux
valétudinaires dans l'usage des Eaux.

On en voit, qui trop tôt ennuyez, voudroient y vivre avec plus de liberté, & s'y
jetter sans methode : d'autres, qui sont si
exacts, & si delicats, qu'à peine veulent-
ils en toucher du bout du doigt sans avis de
Medecin. Ceux-ci, quoi que fatigans,
jouent au plus sûr ; & les premiers se régle-
roient aisément, s'ils consultoient la nécessité de joindre un bon régime à l'usage
des eaux, pour concourir à leurs effets.

Ils doivent être persuadez, que la so-
brieté du boire & du manger doit être

leur premiere attention, en faisant choix de viandes de facile digestion. On pourroit se contenter pour le dîner, d'un bouilli, qu'il convient prendre d'onze heures à midi, qu'on peut tolerer être assorti de quelques ragoûts doux, & peu épicez; & d'un leger soupé sur les six heures, de viandes rôties, de même qualité.

Il peut y avoir des dispositions, qui exigeroient le bouilli, ou le rôti à chaque repas. Il est à souhaiter, que le pain soit de bon froment, bien pannagé, blanc, ni trop frais, ni trop vieux. Le manger gras est toujours necessaire, à moins que la condition, l'état de vie, ou le tempérament, comme j'ai vû, ne le permettent pas; auquel cas les poissons nourris dans les eaux pures & courantes, sont préferables à ceux des marais; comme pourroient être les renez, les truites, les brochets, les perches. Les œufs frais, & les orges fourniroient une bonne nourriture, pourvû qu'ils ne soient pas continuez aux bilieux, ou à ceux, dont l'estomac seroit rempli de mauvaises humeurs; & personne ne doit rejetter les petites herbes potageres, qui peuvent être utiles à differentes fins.

Mais les cruditez doivent être absolument bannies & retranchées des repas : l'on n'y peut tolerer que quelques compôtes peu sucrées ; les biscuits, les macarons, & les raisins de caisse peuvent y avoir place.

Les pâtisseries chargent l'estomac, se digerent difficilement, & peuvent causer des obstructions.

On doit préferer les bons vins blancs, & clairets, vieux, & bien remis. Certaines incommoditez même veulent l'un plûtôt, que l'autre. Les vins trop couverts, tartareux, troubles, verts, & nouveaux, ne peuvent que nuire à l'effet des Eaux.

Le vin blanc convient aux graveleux, aux trop gros & trop replets, & à ceux qui souffrent des obstructions, & nuiroit à ceux, qui sont sujets à des fluxions.

Le clairet étant un peu moins trempé qu'on n'a de coutume, refait, & recrée l'estomac, l'indemnisant de la boisson continuée des eaux : mais l'un & l'autre

doivent être pris moderément. Et la même moderation devroit être obſervée
dans les repas, qui ſe pratiquent entre les
baignans, & lors qu'ils ne mangent pas a-
vec toute la liberté & la frugalité, qu'un
couvert ſeul inſpire. La quantité & la qualité des alimens a ſouvent quelques incon-
veniens, qui deshonorent les Eaux.

Un peu de repos, utile aprés le dîner,
comme aprés le bain, doit être ſuivi d'un
exercice agréable, de promenade dans un
bon air, hors des ſerains, des vents violens, des humiditez, & des brouillards;
ou ſi l'on eſt obligé de tenir la chambre, le
jeu, & les compagnies, que les converſa-
tions rendent plaiſantes & agréables, lors
que l'interêt, & la paſſion ne s'y trouvent
point, peuvent ſuppléer; & ſi l'incommodité privoit de l'un & de l'autre de ces é-
xercices, les frictions pourroient contribuer à la même fin, qui eſt de diſpoſer le
corps au dormir; & à ſe coucher environ
les neuf, ou dix heures, pour tâcher de
prendre ſix ou ſept heures de ſommeil,
qui répare les forces, & qui eſt d'un grand
ſecours pour la guériſon des malades. Le
ſommeil

sommeil de nuit détourne celui du jour,
qui est tres préjudiciable, & fait qu'on s'é-
veille plus matin, pour prendre un petit
exercice d'une heure, ou d'une demie
heure, qui aide à dissiper toutes les vapeurs de la nuit, & à dégager le corps de
tous ses excremens, avant, s'il se peut,
que de commencer à boire.

D'autant plus, qu'un petit exercice devant, pendant & aprés la boisson, est presque toujours necessaire.

Au surplus, le trop dormir embarrasse
le corps, & les grandes veilles le déran-
gent.

Mais le plus essentiel du régime est la
tranquillité de l'ame, & le bannissement
des soins, & de tous ennuis.

CHAPITRE XIV.

De l'Eau Savonneuse de Plombiere, &
de celle dite de Ste Catherine, &
de leur usage.

L'Eau savonneuse acheve la décoration
de Plombiere. C'est une eau froide,

que l'on a commencé à mettre en usage
environ l'an 1683.

Il y en a trois sources. La plus abondante
se montre dans le jardin des Reverends
Peres Capucins, qui y ont un hospice,
pour leurs malades de la Province, &
pour les étrangers de leur Ordre, qu'ils reçoivent, & secourent de leur mieux. Une
autre donne dans le chemin qui conduit
au Comté de Bourgogne, à la sortie du
Bourg; & dans la maison voisine un peu
plus bas, il y en a encore une, qui y fluë.

Elles ont toutes leur issuë dans le roc,
& il s'y trouve une espece de terre, ou argile, qui n'est autre chose, qu'un suc con-
cret, moû, gluant, & doux, de la consistance de suif, ou de savon blanc, qui se
dissout dans l'eau; ce qui a donné à ces
Eaux le nom de Savonneuses. Cette terre
étant séche, tient aux lévres, & à la lan-
gue, comme la terre sigillée.

Cette terre est insipide comme l'eau,
& on boit cette eau comme froide, sans
s'appercevoir d'aucun goût, à moins qu'on
n'en soit prévenu, ou que l'on affecte un
goût plus délicat.

Ces eaux font un peu plus pefantes,
que les chaudes. On ne les voit point ta-
rir, ni fe glacer, mais quelquefois plus a-
bondantes, parce qu'elles ne font pas affez défenduës des eaux des pluies, qui s'y
peuvent aisément mêler, en fillonnant
dans la pente, & le revers de la montagne, qui eft au midy; ce qui fans doute diminuë leur efficacité, & les rend un peu
opaques, par le delaïement des parties les
plus fubtiles de cette argile blanche, qui
y paroît, ou de la terre ordinaire, qu'elles
entraînent, fe montrant dans la ferenité
du tems tres pures, & tres claires, & plûtôt fraiches, que tiédes.

Elles donnent des vapeurs en hiver,
comme les bonnes fources d'eau vive.
Cette argile, ou fuc qu'elles charient, eft
caufe, qu'on les dit à Plombiere graiffeu-
fes, & fans bonne raifon, puifque ce qui
eft gras, ne fe mêle, & ne fe diffout dans
l'eau; ou parce qu'en tombant d'un robinet, leur chûte produit des petites boules,
ou bouteilles, à la maniére qu'on voit particuliérement en été, dans un tems couvert, & chaud, les pluies en former des
plus groffes.

Que je ne crois être autre choſe, qu'un air ſubtil, qui ſe trouve par la chûte de l'eau, empriſonné au milieu de pluſieurs de ſes parties longues, & un peu applaties, comme le ſont toutes celles des corps moûs, doux, & gluans, qui s'appuient ſi à propos l'une auprés de l'autre, qu'elles empêchent pour un tems cet air renfermé de ſortir, juſqu'à ce qu'il reçoit le ſecours de la matiere ſubtile, qui le mettant en plus fort mouvement, devient vainqueur des parties de l'eau, & les force ordinairement en haut, où elles ſont plus foibles, & moindres en nombre : c'eſt un combat continuel, curieux, & ſenſible, quand on y fait attention, & rien davantage.

Leurs proprietez, & leurs effets ſont plus conſiderables. Elles ſont ſalutaires, & tres utiles, ou priſes ſeules, ou alternativement avec les chaudes, ou mêlées avec elles, ſuivant la neceſſité.

On les boit en chambre ou aux ſources, quand le tems le permet, depuis les ſix, ou ſept heures, lorſque les ſaiſons ſont chaudes, & temperées, par verres, & par intervale, à telle quantité, que les forces

de l'eſtomac, qu'on doit tenir chaude-
ment, peuvent en porter, en commençant par une petite, l'augmentant peu à
peu, & obſervant toujours un régime de
vivre ; par ce moïen elles ne chargent pas,
& elles paſſent aiſément par les voies des
urines le plus ſouvent, & quelquefois par
les ſelles.

Ces eaux enlevent, & ſoulagent toutes
chaleurs, & toutes inflammations d'entrailles, de la poitrine, & des reins, rafraî-
chiſſent, & adouciſſent la maſſe du ſang,
duquel elles arrêtent le crachement, &
tout autre écoulement. Elle détruiſent la
bile contenuë exceſſivement dans les premieres voies, la temperent, & l'éva-
cuent ; elles profitent puiſſamment aux
fluxions tenuës, & acres ſur la poitrine,
elles ſervent beaucoup pour réprimer les
impreſſions trop fortes de chaleur, & l'excés des ſueurs, que les Eaux chaudes peuvent occaſionner, quelquefois les prenant
alternativement par verres ; même on en
prend utilement en entrant aux Etuves,
ou aprés, ou dans les bains, ou aprés les
ſueurs reçuës, ou les aprés-dinées, favori-

ſant d'une liberté de ventre néceſſaire pendant l'uſage des chaudes, & d'un rafraîchiſſement aprés, les beuvant les trois, ou quatre derniers jours. Elles ſont utiles aux inflammations des yeux, & à toutes autres internes, & externes.

On pourroit les conſeiller utilement dans d'autres occaſions, quoi qu'elles ſouffrent leur exception, à l'égard de certaines maladies, auſquelles elles pourroient être nuiſibles plûtôt que profitables.

C'eſt aux malades, de s'adreſſer dans le beſoin à de bons connoiſſeurs de leurs infirmitez, de leurs cauſes, de la neceſſité, & de la maniere d'uſer de ces Eaux.

L'Eau de ſainte Catherine, qui coule au bas du grand Bain, & à côté rés le pavé, ſemble être plus conſiderable par ſon nom, que par ſa quantité, qui n'eſt marquée que par un filet d'eau ; ſa qualité la fait emploïer aux inflammations, taïes, chaſſies, & douleurs des yeux.

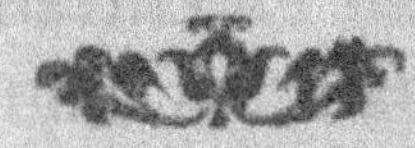

CHAPITRE XV.

Des abus qui se commettent dans l'usage des Eaux de Plombiere.

C'Est depuis long tems, & encore aujourd'hui, que beaucoup de malades veulent être à eux-mêmes leurs Medecins : mais l'on pourroit dire avec plus de raison de Plombiere, que d'ailleurs, qu'il n'y a gueres moins, qui font les Medecins, qu'il y a d'habitans.

Il n'y faut, que la naissance, ou une habitude, pour s'initier en Medecine entre plusieurs ; elle leur devient en proie, hommes, femmes, valets, servantes, porteurs d'eau ; la plupart se croit capable de diriger l'usage de ces Eaux ; quelque préjudice qui en revienne au Public, ils en font quittes à insinuer, que l'ordre, & la methode, qu'on a toujours pratiqué, & experimenté, ne se doit changer, sans vouloir s'exposer à des fâcheux accidens, sans refléchir, & sans pouvoir connoître que les personnes font differentes en âge,

en sexe, en temperament, & atteintes de
differentes maladies, sans garantie cependant, parce qu'ils sont crûs sur leurs paro-
les, prenant des airs de sçavans, & d'entendus dans cette pratique, qui leur attirent ce credit ; & par cette dupperie, les
malades seduits confient leur conduite,
& quelquefois leur vie à ces conseils d'a-
vanture, qui occasionnent, que trop souvent, peu, ou de moins bons effets de ces
Eaux.

C'est de là, que j'ai observé que ve-
noient ces abus crians, que l'interêt de
ces Eaux m'oblige à combattre dans les sujets, où ils se rencontrent, sans toucher à
leurs personnes, que je considere.

A la verité, ne seroit-ce pas un abus
criant, que la conduite d'un malade, qui
ennuïé, ou peu soulagé des remedes, dont
il auroit usé pour combattre une maladie
rebelle & longue, viendroit à Plombiere,
comme à une derniere ressource, dans
la pensée de ne plus prendre d'autres
remedes que ces eaux, que l'envie d'ê-
tre guéri lui feroit considerer suffisantes,
sans autre secours de Medecine, ni me-

thode de les prendre, que celle, qu'il apprendra de son hôte, ou d'une servante, qui sont souvent les Medecins ordonnateurs du lieu, qui emploieroient plus utilement leur habileté pour le décompte du malade, que pour examiner les symptômes, & les circonstances de son incommodité, qui exige le plus souvent un régime, & un usage de ces eaux, qui passent les connoissances, dont ils puissent se flater.

Cet abus va plus loin, les malades ne se contentant pas de suivre ces avis, que lait a produit dans l'imagination de leurs hôtes, pour le choix de l'une, ou de l'autre de ces eaux usitées, ou pour la quantité de verres, qu'ils doivent commencer leur boisson.

Ils communiquent cette science avec plus d'assurance, que le plus habile Medecin ne pourroit faire, quelle attention il puisse donner à la disposition du malade, & à la convenance des eaux : & l'épargne d'une petite dépense fait, que la plupart épousent aveuglément ces conseils, qui d'un aveu raisonnable doivent autant être differens, que non ſeulement le mal, mais que ſes circonſtances ſont differentes.

C'eſt une mauvaiſe regle de dire : Monſieur, ou Madame a pris vingt, ou trente verres d'eau, ou plus, j'en veux prendre autant. La concluſion n'en vaut rien.

Monſieur ſe porte bien de s'être ainſi ſervi de la boiſſon, du bain, de l'étuve, &c. même par bons avis, & conſeils : donc je m'en trouverai mieux, ſi je fais de même. Peut-être qu'ouï ; ſi l'indiſpoſition, le ſexe, l'âge, le tempérament, le mal, & les autres circonſtances ſe reſſemblent ; & le riſque évident de n'y pas reüſſir, devroit en conſcience fermer la bouche à ceux, qui n'ont pas les connoiſſances neceſſaires pour ſoutenir l'honneur de ces Eaux, & leurs interèts propres.

Car elles ſeroient bien plus fréquentées, ſi ces abus ne ſe trouvoient pas à Plombiere : une doctrine gâte l'autre ; & la vulgaire, & l'ignorante l'emporte ſouvent, parce qu'elle eſt idolâtre, ou envieuſe.

La preuve de ce que je dis, eſt journaliere. On voit un Seigneur, une Dame de

diſtinction aller à une fontaine : c'eſt d'a-
bord la meilleure pour toutes les incommoditez ; quoi que peut-être elle ſoit ſpé-
ciale dans les circonſtances de ſon incommodité, elle pourroit n'être pas ſi convenable à une autre : l'envie ou l'interêt n'a
ſouvent que trop de part au choix de ces
Eaux.

Un Medecin ordonne une quantité de
verres de ces eaux par jour : s'il eſt loin,
on ſe fait un ſcrupule de ne les pas boire é-
xactement, quoique l'eſtomac en ſouffre ;
& c'eſt un ſecret à l'oreille, ou une ſcience
particuliere du lieu, de les boire ridicule-
ment, à nombre impair, comme ſi c'é-
toit le nombre des verres, plutôt que la
quantité des eaux, qui agiſſe ; & il y a bien
de la ſimplicité de n'en vouloir uſer en la
Lune rouſſe, comme d'aucuns répugnent,
de même qu'en l'année biſſextile, parce
qu'on y ajoute un jour, que quatre années produiſent par ſix heures, qui reſtent
à écouler par chacune, afin d'obſerver un
même calcul.

Si l'occaſion ſe preſente d'aider l'effet
de ces Eaux par un remede jugé alors ne-

cessaire, on dispute de le prendre, sur un avis capricieux, ou ignorant de s'en abstenir dans une autre circonstance du mal.

Les resultats des conversations des malades sur l'usage, & les effets des eaux, qui sont toujours respectifs, & jamais semblables, occasionnent bien des gens à se regler sur les autres, au préjudice de leur santé ; & d'autres à se fâcher de ce qu'ils ne ressentent pas des effets si prompts, parce qu'ils les ont pris à leur mode, ou qu'ils les ont excedé par une quantité de vingt, trente, & quarante verres de six onces pesans, ou plus, se mettant au hazard de violenter la nature.

Une autre preuve est, qu'il y a certaines personnes, qui se donnent tres mal à propos la liberté d'épouvanter de l'usage, & de la suite de ces eaux, & de vouloir renvoïer brusquement, & sans connoissance du mal, aucuns malades, qui arrivent à Plombiere, bien avisez sur l'état de leurs incommoditez, & bien instruits de ce qu'ils doivent faire par leur conseil ordinaire, ou parce qu'ils l'ont pris des Medecins étrangers, ou de ceux qui se rencontrent à Plombiere,qui font d'une érudition profonde, & qui en connoiſſent les effets, & la methode de les prendre convenable à leurs malades.

A d'autres ils inſinuent capricieuſement, que s'ils changent tant ſoit peu, pour des raiſons, qu'ils ignorent, quoique preſentes, l'uſage, & la maniere ordinaire de prendre ces Eaux, ils ſe commettront à des accidens, & à la mort même, ſans en pouvoir apporter autres raiſons, que celles, que leur imagination forge, pour ne pas dire, qu'ils n'en ſçavent pas davantage, que le vulgaire, ou par rapport à quelques évenemens dans d'autres ſujets, dont ils ont ignoré les cauſes ; ils oſent même les appeller Novateurs , ſur ce que cet uſage changé par neceſſité, paſſe les bornes de leur connoiſſance.

On leur doit cependant l'uſage depuis un ſiécle d'en boire pluſieurs verres, ſuivant la force de l'eſtomac, & la neceſſité du ſujet ; & ce changement, comme d'autres, ſuivant le beſoin, a produit un nombre infini de bons ſuccés, qu'une experience ſans ſcience n'auroit jamais donné ; & l'envie de passer pour bons connoisseurs de ces eaux, n'y doit pas paroître au préjudice des malades, qui se trouvent alors, par le changement de leur conseil bien reglé, dans une perplexité fâcheuse, à ne sçavoir auquel se déterminer.

On s'y fait donner secrettement une pretenduë sûre experience à en sçavoir regler l'usage, laquelle est souvent trompeuse dans son effet, pour n'être soutenuë ni de raison, ni de principe, ni de la connoissance d'une incommodité, dont on n'aura ouï qu'un simple & court recit, & dont on seroit quelquefois peu capable d'en concevoir ni la cause, ni la nature, ou s'il y a complication.

On se forme cependant un motif aveugle & précipité d'en défendre la maniere de les prendre, bien reglée par un Medecin étranger, qui aura une entiere connoissance de ces eaux, & de l'usage qui convient à son malade, informé qu'il est à fond de son temperament, de son indisposition, des remedes, qu'il aura emploïez, & de leur suite heureuse, ou malheureuse.

L'interêt de sa santé doit le faire tenir au premier conseil, qui lui a été donné par une sûre & prudente connoissance de son mal, à moins que dans la suite de l'usage de ces eaux, il ne lui survienne quelque effet non attendu, qui ne doit cependant pas d'abord le détourner de sa premiere route, mais en attendre un changement avec peu de patience.

Et au cas il ne cessât, chercher alors le meilleur secours; & c'est a quoi tous malades bien avisez doivent faire attention; puisque c'est bien là l'abus le plus à craindre & le plus ordinaire, qui ne devroit pas y être, si l'on vouloit bien se connoître, & penser serieusement, & uniquement au rétablissement des malades, sans prévention d'interêt, ou d'amour propre, rendant justice au merite & à la science des conseils, dont les malades se sont pourvûs.

Aussi ces particuliers sont ébranlez aux moindres difficultez, & ils font du mieux qu'ils peuvent pour appaiser leurs malades, à tous bons, ou mauvais effets des eaux, en les païant d'une réponse aussi

platte, que commode à leur ignorance :
C'est tant pis, c'est tant mieux, disent-ils,
à tous propos, & le tant mieux, répond le
plus souvent aux plaintes de presque tous
les mauvais évenemens dans l'usage de
ces eaux ; ces Messieurs ne considerant
pas, qu'ils apprêtent a rire aux malades, &
qu'ils préjudicient aux raisons d'un bon
conseil.

D'autres, pour paroître plus spécula-
tifs, condamnent de s'exposer aux vapeurs de ces eaux, les supposant tres nuisi-
bles d'elles-mêmes. J'en avouë le desagré-
ment : cependant celles de l'étuve, toutes épaisses qu'elles soient, ne peuvent,
que par un long tems embarrasser la respiration ; & s'ils estiment ces eaux par leur
sel volatile, leurs vapeurs n'en doivent-el-
les pas être bien plus chargées ?

C'est plûtôt le serein, l'air froid, humide, & venteux, qu'il faut soupçonner de
nuire, parce qu'en nous environnant de
toute part, ils repoussent, & empêchent
les transpirations sensibles, & insensibles,
& peuvent causer par ce moïen quelquefois des fluxions, & autres accidens.

Ceux

Ceux qui difent, que ces eaux font toutes puiſſantes, & ſi actives, qu'on ne doit aucunement aider leurs effets par des remedes internes, & ſpecifiques, pourroient-ils ſoutenir ? que n'agiſſant ordinairement que par les voies des urines, & des ſueurs, le ſecours de remedes ſeroit inutile, ou nuiſible dans une foibleſſe d'eſtomac vuide d'ailleurs d'humeurs étrangeres, ou à un ventre farci de gluantes & de viſqueuſes, à un ventre trop ſerré ; ou qu'ils nuiroit à un gravier dans les reins, ou dans la veſcie, &c. On convient que les remedes externes gras, & huileux ſont nuiſibles, ou inutiles.

C'eſt une penſée puérile, & déja rejettée, que de conſeiller aux malades la purgation d'abord aprés l'uſage des eaux, par la peur panique, que ces eaux n'aïent laiſſé dans le corps quelque marre des metaux, & mineraux, qu'elles n'ont point, & dont on pourroit imaginairement s'opiniâtrer, qu'elles ſont imprégnées.

Il conviendroit mieux emploïer la raiſon de la diſpoſition, qui ſe rencontre dans les humeurs, qui obeïſſent plus aiſément aux purgatifs ; & celle d'évacuer le reste des eaux, qui peuvent croupir dans les premieres voïes, & dans les entrailles.

Ce que j'ai établi touchant la nature des eaux chaudes, ne permet pas de dire, que le Soleil les purifie, & qu'il en ôte la crudité ; même de la Savonneuse ; c'est tuer le tems, que d'en raisonner ainsi.

Il est vrai, que pour en favoriser l'usage, il convient choisir un air temperé, & chaud, & dans la necessité d'en user dans un autre tems, il faut tâcher de le rendre tel, pour mieux seconder leurs effets.

L'abus de la douche se commet, lorsqu'on la reçoit si chaude sur une partie embarassée d'humeurs, qu'elle dissipe trop tôt, ce qui en est de plus subtil, le grossier aprés n'étant si aisé à être dissout, ou se rendant même indissoluble.

Celui des ventouses est, qu'elles s'appliquent trop indifferemment ; & on peut donner le jalap trop copieusement, & mal à propos, comme il n'arrive que trop souvent.

Les malades pourroient utilement faire attention à quelques frais de plus, pour

que les medecines, qui leur font ordon-
nées, foient préparées feparément, &
non pas dans un même pot, quand on en
prépare une quantité, devant toutes être
pour l'ordinaire, & pour le mieux, fpecia-
les, & deftinées à des fujets differens de fexe, d'âge, de temperament, & de maladies.

Ce n'eft pas un abus, que le tranfport
de nos eaux chaudes, mais c'eft rifquer
leur réputation: parce que le volatil, & la
chaleur naturelle, qui en font le merite,
peuvent aifément fe perdre, ne pouvant
être contenus dans aucun vafe, qui ne leur
prête des pores fuffifans à leur évaporation; & ce feroit en vain, qu'on tenteroit
de les réchauffer pour leur rendre leur
premiere chaleur, & leurs mêmes qualitez.

La Savonneufe, comme froide, étant
tranfportée, pourroit plûtôt perfuader,
qu'on s'en trouveroit mieux.

Enfin je ne puis taire, que le fel poly-
crefte, lequel eft un falpêtre de fa nature
fort âcre, & mordicant, & par confe-
quent dangereux à certains eftomacs, &

rejetté aujourd'hui par plusieurs Prati-
ciens, quoique fixé par le souffre, & par
le feu, ne soit tres abusivement mis en u-
sage ; & s'il profite à quelques-uns, il peut
nuire à plusieurs, qui le prennent sans reflechir, que quelques soins, que l'Artiste
puisse se donner pour le dépouiller entiérement de sa partie tranchante, & corrosive, ou de quelques parties grossieres, il
n'y reussit pas ; & que celles du souffre, qui
restent, peuvent exciter des stupeurs de
nerfs, des soûlevemens d'estomac, des
vertiges, &c.

Il y a beaucoup d'autres abus dans l'usage de ces eaux, qu'on passe sous silence,
pour ne pas ennuïer le Lecteur, & que la
plupart des malades, qui les frequentent,
peut avoir observé, pour peu qu'ils y aient
été attentifs ; l'interêt de la santé, qu'ils
veulent rétablir, ou conserver, doit les
porter à y prendre garde, & même au
moindre dans leur usage, s'informant
d'un conseil le plus habile, le moins interessé, & non suggeré, pour s'y conduire,
& en regler la methode non vulgaire, &
commune, mais convenable, & pru-

demment changée, suivant la nature, &
la cause de leurs incommoditez.

CONCLUSION.

LA conclusion est, que si l'on obser-
voit la methode necessaire à l'usage
des Eaux de Plombiere, qu'on y prît toutes les précautions necessaires, & qu'on se
défendît des abus remarquez, comme de
tous autres non rapportez, elles seroient
encore beaucoup plus frequentées, qu'elles ne le font ; & meilleurs seroient les
conseils, dont les malades ont besoin, &
plus de bons effets elles produiroient.

Et les habitans y trouveroient mieux
leur compte, que par les avis, que d'aucuns donnent sur la maniere de les prendre, même quelquefois pour le choix des
sources, des bains, & des étuves, pour la
seule raison, qu'ils en sont plus à portée
pour y conduire les malades, ou parce
qu'ils sont entêtez, & qu'ils veulent appuïer les mauvais raisonnemens, que font
leurs amis sur l'usage de ces Eaux.

FIN.

TABLE
DES MATIERES CONTENUES
en cet Ouvrage.

Fin de la Table.

www.ingramcontent.com/pod-product-compliance
Ingram Content Group UK Ltd.
Pitfield, Milton Keynes, MK11 3LW, UK
UKHW022025170726
13837UKWH00001B/403